对症拔罐不生病

DUIZHENG
BAGUAN
BUSHENGBING

易 磊 兰翠平 ◎编著

上海科学技术文献出版社
Shanghai Scientific and Technological Literature Press

书在版编目（CIP）数据

对症拔罐不生病/易磊，兰翠平编著.—上海：上

科学技术文献出版社，2016.3

ISBN 978-7-5439-6939-1

Ⅰ.①对… Ⅱ.①易… ②兰… Ⅲ.①拔罐疗法

.①R244.3

中国版本图书馆CIP数据核字(2016)第023633号

责任编辑：祝静怡

对症拔罐不生病

易磊　兰翠平　编著

*

上海科学技术文献出版社出版发行

（上海市长乐路746号　邮政编码200040）

全 国 新 华 书 店 经 销

北京振兴源印务有限公司印刷

*

开本 787×1092　1/16　印张 19　字数 243千字

2016年3月第1版　2016年3月第1次印刷

ISBN 978-7-5439-6939-1

定价：32.80元

http://www.sstlp.com

前　言

随着人们对养生保健的重视，传统的自然疗法越来越受到人们的青睐。拔罐疗法因其操作简便、安全、有效，成为临床治疗和家庭保健的常用方法。

拔罐是祖国医学的重要组成部分，它以各种罐为工具，利用燃烧、抽气等方法，排除罐内空气，造成罐内负压，使其吸附于人体特定穴位，通过对经络、穴位的吸拔作用，将毛孔吸开并使皮肤充血，使体内的病理产物从皮肤毛孔中被吸出体外，最终达到扶正祛邪、调整阴阳、疏通经络、调节脏腑、散寒除湿、行气活血的目的。它虽看似简单，却蕴藏着深刻的中医治病原理，是一种既适合健康人，也适合亚健康群体以及许多患病人群的自然疗法。同时，对症使用，还能真正实现"求医不如求己"的养生愿望，非常适合居家操作的自疗方法。

本书分上中下三篇。

上篇介绍拔罐基本常识，分别从拔罐准备、拔罐好处、拔罐操作作了详细说明。做好拔罐准备让你养生不再手忙脚乱；明确拔罐好处，让你心中有数，明明白白拔罐；最后对不同的罐具分类作了说明，让你真正做到"样样精通"。

中篇立足"怎么拔不生病"，分别介绍了拔罐补虚养五脏和男女拔罐的分别，顺应男人养阳、女人养阴的拔罐之道。调补虚证，平衡阴阳，养颜瘦身，让自己和家人在不花钱的情况下就能享受不生病的养生调理之法，强身健体，美容养颜。

下篇则着眼"生病了怎么拔"，介绍了内科、外科、男科、妇科、儿科、五官科、皮肤科等相关常见病，立足拔罐的安全与实效，每种病症根据不同的分类和疾病诱发的原因，列举了各种不同病症的拔罐调理之法。家人可以根据患者自身的情况做拔罐调理，而且很多病症患者也可以自我拔罐。

　　上中下三篇，多角度、全方位呵护健康，养生、治病兼顾，一书在手，轻松走自己的健康之路。

编　者

上篇　拔罐基本常识

■ 第一章　拔罐养生，做到先知常识

中篇 怎么拔不生病

■ 第二章 补虚养脏：五脏不虚身体棒

第三章　男女有别：女人养阴，男人养阳

第四章　养颜瘦身，拔罐让你美得自然

下篇　生病了怎么拔

第五章　内科病怎么拔

第六章　外科病怎么拔

■ 第七章　男科病怎么拔

第九章　儿科病怎么拔

上篇

拔罐基本常识

　　拔罐疗法古代称为角法，是以各种罐为工具，利用燃烧、抽气等方法排除罐中空气，造成负压，使其吸附于腧穴或体表的一定部位，以产生良性刺激，造成局部皮肤潮红、充血，甚至瘀血，以达到调整机体功能、防治疾病目的的外治方法。拔罐疗法简单易学，安全有效，经济实用，在临床和生活中应用甚广，是居家防治疾病、呵护健康的好选择。

第
一
章

拔罐养生，做到先知常识

「正气存内，邪不可干」，人之所以生病，是因为体内正气不足，抵抗力低下，造成邪气侵袭机体。而中医最注重的是「治未病」，注重保健，提高人体正气，预防疾病的发生。经络作为人体气血运行的通道，可以沟通内外表里脏腑，使机体成为一个有机的整体。拔罐疗法具有疏通经络、行气活血、调整阴阳、扶正祛邪的作用，是中医保健养生的一个重要方式，经常拔罐可达到未病先防、保持健康的目的。

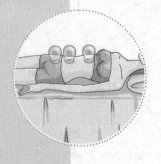

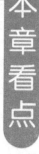

本章看点 ▼

- 拔罐准备
- 拔罐好处
- 拔罐操作

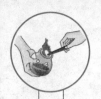
拔罐准备

拔罐疗法本身来自民间，易于学习，一般人都可在短时间内学会，用于简单的家庭防病治病。"工欲善其事，必先利其器。"拔罐时只有选择好合适的工具和材料，才能事半功倍，达到良好的治疗效果。

 ## 罐具：家庭拔罐要做的准备工作

罐子是拔罐疗法的主要工具。随着历史的发展，生产力的进步和提高，罐子的种类也日益增多。从原始的兽角到竹罐、陶罐、铜罐、铁罐、玻璃罐，直到现在较为流行的真空抽气罐，可谓种类繁多，各具特色。

1. 兽角罐

兽角罐是最为古老的拔罐工具，多以牛、羊等动物的角制成。其制法为：截下牛角或羊角，取其中角质部分，将中间制成空筒，牛角或羊角近端截断处边缘打磨平滑，作为罐口。此罐在农牧地区取材容易，制作方便，吸附力强，易于操作，但是不易消毒，而且不透明，不易观察罐内情况。一般不用作刺络拔罐。

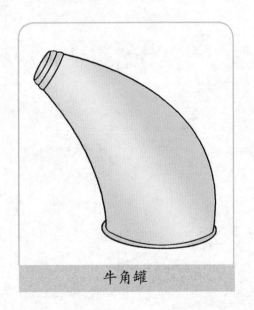

牛角罐

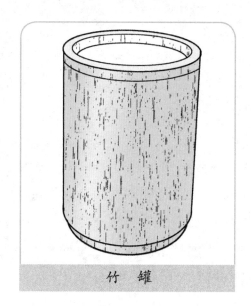

竹　罐

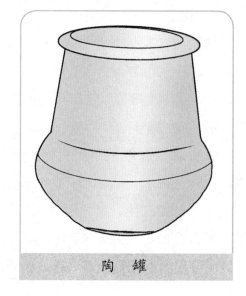

陶　罐

2. 竹　罐

竹罐用毛竹制成。取材容易，制作简便，价格低廉，轻巧，不易摔碎。能吸收药液，多用中药煎煮后做药罐。缺点是容易爆裂漏气，吸附力不大。

3. 陶　罐

陶罐用陶土烧制而成。里外光滑，吸力较大，经济实用，但容易破碎，较重，不便携带，无法观察罐内皮肤变化。

4. 玻璃罐

玻璃罐用耐热硬质玻璃烧制而成。除药店和医疗器械商店所售的大中小三种型号专用拔罐外，也可用罐口边缘光滑的广口罐头瓶代替。玻璃罐质地透明，可观察到罐内皮肤的充血、瘀血程度，以便随时掌握情况，进行调整，目前临床上使用较为广泛。缺点也是容易破碎。

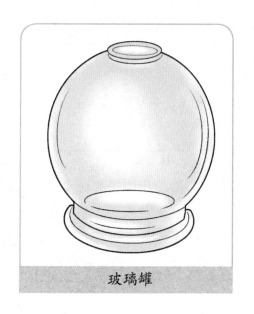

玻璃罐

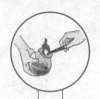

5. 橡胶罐

橡胶罐是仿照玻璃罐形状以橡胶为原料制成的一种罐具。其优点是不易破碎，携带方便，不必点火，操作简便。但是吸附力不强，无温热感觉，不能用于走罐等手法，不能高温消毒。

6. 真空罐

真空罐是近年来利用机械抽气原理在传统的加热拔罐法（如火罐、水罐）的基础上，结合现代科技研制而成。材料用树脂注塑，罐体透明，重量轻，使用方便，又可通过阀门调整罐内负压大小，起罐容易，坚韧耐用，易清洗消毒，且无玻璃罐容易破碎、不便携带的缺点，为越来越多的家庭所应用。不足是无温热感，不能用于走罐等手法。

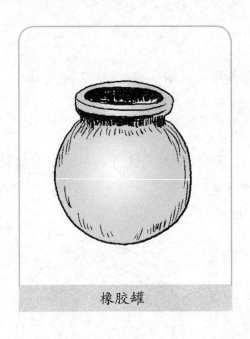

橡胶罐

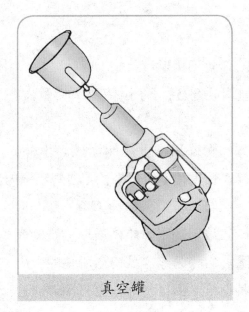

真空罐

7. 电 罐

电罐是在传统火罐基础上发展起来的。采用了真空、磁疗、红外线、电针等多种技术，具备了多种治疗功效。负压及温度均可通过电流控制，使用安全，不易烫伤，患者感觉更加舒服。但是其缺点是体积大，携带不便，成本高，且只适于固定拔罐，不能施行其他手法。

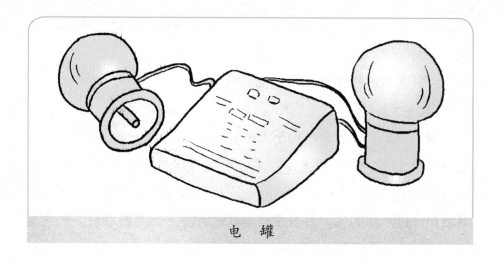

电　罐

 方法：在家拔罐专家来教你

1. 准备拔罐必备的辅助材料

（1）燃料

　　酒精：火罐法是以燃烧作为排气手段的，所以在治疗时一般均选用热能高而又挥发快的酒精作为燃料。酒精作为燃料的特点是火力猛、热量高，能迅速排出罐内空气，吸拔力强。而且，一旦吸拔在皮肤上，火可迅速熄灭，不容易烫伤皮肤。一般用95％的酒精棉球做燃媒。

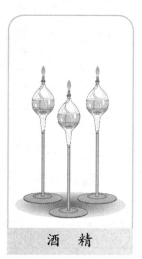

酒　精

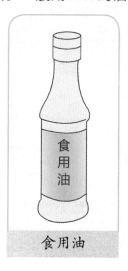

食用油

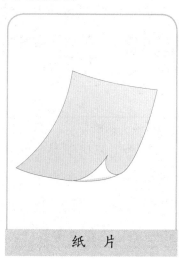

纸　片

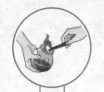

食用油：食用油也可作为拔罐的燃料。但它的缺点是燃烧比较慢，而且有烟，容易把皮肤弄脏。

纸片：纤薄的纸片也可作为拔罐燃料使用。

（2）点火工具

火柴或打火机：拔火罐时用于点火。

镊子或止血钳：用于拔火罐时夹持酒精棉球。也常用细铁丝弯成15厘米左右的长柄，一端用纱布包绕一小撮脱脂棉，外用线缠紧，用来蘸取酒精。蘸酒精时以不滴为度，过多则易滴到患者身上而烫伤患者。

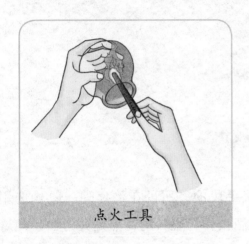

点火工具

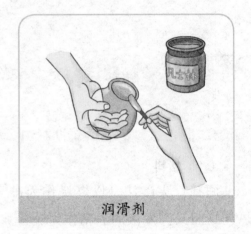

润滑剂

（3）润滑剂

拔罐疗法可以不用介质。但对于一些特定的拔罐法需要一些介质作为润滑剂，以防止皮肤划伤。如在施走罐手法时，需要用介质润滑，以免划伤皮肤。常用介质有液状石蜡、按摩乳、甘油、松节油、凡士林、植物油等。

（4）药物

药物主要用于浸泡罐具（主要是竹罐）或涂抹于患处，以加强拔罐的治疗效果。药物配方主要是根据不同病情而选择的不同中草药。一般以活血化瘀、行气止痛、清热解毒、温经散寒等药物为主，如桃仁、红花、延胡索、香附、生姜等。

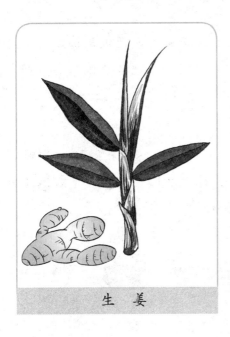

生 姜

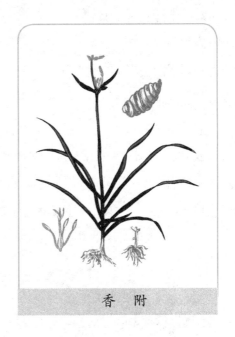

香 附

（5）消毒用品

在进行拔罐治疗前一般都要清洁皮肤、消毒罐具，这时就需要消毒用品。拔罐选用的消毒用品一般都用酒精脱脂棉球。进行刺血拔罐或使用水罐，还应准备消毒液，如75％酒精或1％苯扎溴铵（新洁尔灭）。

（6）其他用具

如果要施行针罐法，则要准备好毫针；如要施行刺络拔罐，则需要准备好皮肤针和三棱针；如果施行药

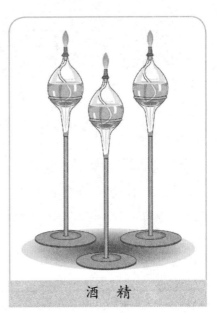

酒 精

罐法，则要事先准备煮竹罐用的锅、炉等；如果需要对骨骼隆起不平部位拔罐，则需要准备好薄面饼，贴于治疗部位，这种方法称为"垫罐法"和"间接拔罐法"。

拔罐养生，做到先知常识

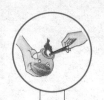
2. 选择合适的体位

拔罐时的体位与治疗效果密切相关。在拔罐时，应根据拔罐部位选择舒适的体位。其原则是：一能充分暴露治疗部位，二要使患者舒适持久，三要方便施术者操作。拔罐时常用的体位有以下几种。

（1）仰卧位

患者自然平躺于床上，双上肢或平放于体侧，或屈曲搭于腹侧，下肢自然分开，膝下可垫以软枕。此体位适用于头面、胸腹、上肢内（外）侧，下肢前面、内（外）侧部位的拔罐治疗。

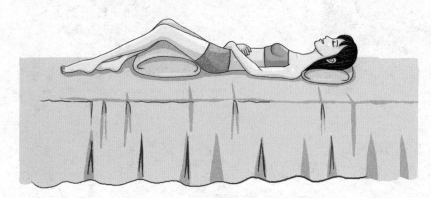

仰卧位

（2）俯卧位

患者自然俯卧床上，胸前颏下可垫以软枕(也可不垫)，踝关节下也可垫以软枕。此体位适用于项背、腰臀及双下肢后侧的拔罐治疗。

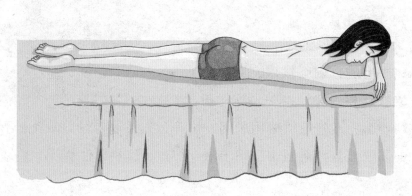

俯卧位

（3）侧卧位

患者自然侧卧于床上，双下肢屈曲，上面的前臂下可垫以软枕。此体位适用于颈、肩、胁肋、髋、膝及上下肢外侧的拔罐治疗。

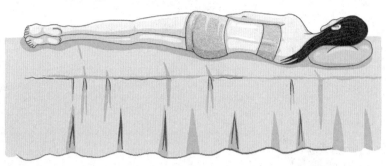

侧卧位

（4）仰靠坐位

仰靠坐位即仰面靠坐于扶手椅上的坐位。此体位适用于前头、面颈、上胸、肩臂、腿膝、足踝等部位的拔罐治疗。

（5）俯伏坐位

俯伏坐位即头部俯伏于椅背上的坐位。此体位适用于头颈、项背等部位的拔罐治疗。

此外，患者在治疗期间最好不要轻易变动体位，尤其是在采用留针罐法时，尽量不要变动体位。如果必须变动体位，施术者需要扶稳火罐，帮助患者变动体位。

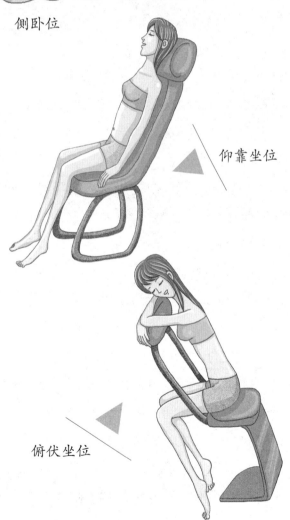

仰靠坐位

俯伏坐位

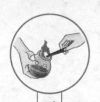
 流程：养生祛病的拔罐操作流程

1. 拔罐准备

拔罐时，应根据所拔部位的面积大小而选择不同口径的罐具，在拔罐前用酒精给罐具消毒。让患者取舒适体位，以将选好的穴位和

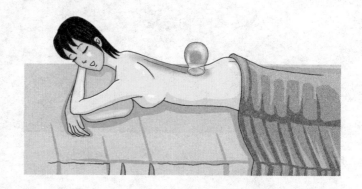

患病部位显露出来。然后施术者站在患者身边，按照不同的操作要领进行拔罐操作。对初次接受拔罐治疗及体弱、紧张、年老等易发生意外反应的患者，宜采取卧位，并选用小罐具，且拔罐次数要少。

2. 了解感受

在拔罐的过程中，施术者应随时询问患者感受，也应随时观察罐内皮肤的变化情况。如果罐具的吸力过大，患者感觉疼痛时，应放入少量空气以减轻吸拔力。方法是用一手拿住罐体稍倾斜，另一手的手指按压对侧皮肤，以形成微小空隙，使少量空气进入。如果拔罐后患者感到拔罐处无吸力，那么就应起罐再拔一次。

3. 拔罐时间

拔罐的时间长短需要根据患者的病情、年龄、体质、所拔罐具的部位、拔罐方法以及罐具的不同来确定。比如病情轻的拔罐时间可以短些，病情重的吸拔时间可以长一些；年龄大的患者，吸拔时间应适当短些，年纪轻的患者吸拔时间可以长些；头、面、颈、肩部的拔罐时间可以短些，而腰背、臂部、腹部及下肢部位，拔罐时间可以长些。采用闪罐和走罐时，其留罐治疗时间应以罐下局部皮肤出现潮红或呈红豆点状的痧块、痧斑和瘀斑等为准；在采用针罐时，留罐时间的决定因素则取决于针感和出血情况；采用其他罐法时，则要依据具体方法的不同而要求罐下皮肤出现潮红、紫斑、肿胀、疼痛、灼热等为准。另外，还要根据罐具的不同来确定时间。比如大罐吸力强，拔罐1次只可拔5～10分钟，小罐吸力弱，1次可拔10～15分钟。

4. 拔罐中护理

拔罐过程中应保持室内温暖，防止患者着凉；应仔细观察罐内皮肤隆起的程度和皮色变化，既要防止罐具的吸力不够使火罐脱落，又要防止因吸力太强而使患者皮肤出现较大水泡。而且，要让患者保持一定的舒适体位，保证拔罐部位的平整，以使罐具稳定。

5. 起罐

起罐又称脱罐，即是将罐子从被施术部位取下来之意。拔罐治疗完毕或者是某个穴位、部位需要重新拔罐时，就到了起罐的时候。起罐时绝不可猛拔，以免损伤皮肤，使患者产生疼痛，动作要轻柔、协调。其具体操作方法是：先用一只手握住罐具，使之稍稍倾斜，用另一只手的拇指或示食在罐口边缘处挤压皮肤，使气体进入罐内，即可将罐具取下。真空拔罐器的起罐方法是，一手握着或按着吸附的罐体，另一只手向上（向外）拉动排气阀门杆，使之与胶塞松动，使空气进

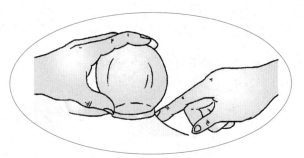

普通拔罐器的起罐方法

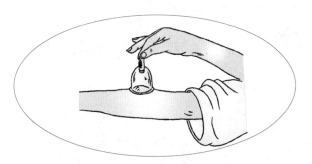

真空拔罐器的起罐方法

入罐内，罐体内负压消失用手提起罐体即可与皮肤分离，不可用力猛拔罐具。

在起多个罐具时，要按先拔先起、先上后下的原则起罐。这样起罐，可防止发生头晕脑涨、恶心呕吐等不良反应。

6. 起罐后护理

如果起罐后皮肤出现紫红斑点的，则属正常反应，无须特别处理；起罐后，患者所拔部位如有水泡，可用无菌针将其挑破，用干净棉球擦干，然后再涂以紫药水即可；若患者所拔部位局部皮肤出现水蒸气，宜用棉球擦干；如果起罐后局部皮肤绷紧不适的，可轻轻按揉皮肤，使其放松；如果起罐后皮肤干皱或有裂纹，应涂上植物油；针罐或刺络拔罐后，针口应用医用酒精消毒。拔罐结束后，应让患者休息5~10分钟，饮一杯白开水，以利于排毒。

7. 拔罐疗程

拔罐疗程的确定应根据具体病情及患者的自身状况来确定。对于症状较轻者，往往拔罐 1~2次就可治愈，不用专门设置疗程。对于慢性病，可每天或隔天拔罐1次；对于急性病，可每日1次，如果病情需要，也可每日治疗2~3次。拔罐一般7~10次为1个疗程，中间间隔3~5天后，再进行第2个疗程。对于患者出现的罐斑，应等其消退后再施罐；如罐斑未退，并有触痛，需再次施罐时应选择其他腧穴或部位。

注意：拔罐需要注意的事项

1	拔罐时应保持室内空气清新，温度适中。夏季避免风扇直吹，冬季做好室内保暖，尤其对需宽衣暴露皮肤的患者应令其避开风口，以免受凉感冒。

2	注意清洁消毒。施术者双手、患者拔罐部位均应清洁干净或常规消毒，拔罐用具必须常规消毒。
3	拔罐的工具必须边缘光滑，没有破损。
4	在拔罐过程中，罐具适中，使罐拔得紧而又不过度，当用罐数目较多时，罐具间的距离不宜太近，以免罐具牵拉皮肤产生疼痛或罐具互相挤压而脱落。
5	走罐时要掌握手法轻重，由上而下走罐，并不时蘸植物油或水保持润滑，以免刮伤皮肤。
6	拔罐后，根据患者的病情、皮肤情况，结合季节的不同，选取不同的留罐时间，病情轻、皮肤较嫩、夏季炎热之时，留罐时间应稍短；若病情较重、皮肤粗糙、冬季寒冷之时，留罐时间相对应稍长。
7	拔罐可使皮肤局部出现小水泡、小水珠、出血点、瘀血现象，或有时局部出现瘙痒，均属正常反应。一般阳证、热证多呈现鲜红色瘀斑；阴证、寒证多呈现紫红色或淡红色瘀斑；寒证、湿证多呈现水泡、水珠；虚证多呈现潮红或淡红。若局部没有瘀斑，或虽有潮红，但起罐后立即消失，说明病邪尚轻，病情不重，病已接近痊愈或取穴不准。
8	拔罐后出现水泡较大或皮肤有破损，应先用消毒细针挑破水泡，放出水液，再涂上防腐生肌药即可。
9	拔罐期间注意询问患者的感觉。患者感觉拔罐部位发热、发紧、发酸、凉气外冒、温暖舒适、思眠入睡，为正常得气现象；若感觉紧、痛较明显或灼热，应及时取下罐重拔；拔罐后无感觉，为吸拔力不足，应重拔。

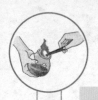

10	拔罐过程中，若出现面色苍白、出冷汗、头晕目眩、心慌心悸、恶心呕吐、四肢发冷、神昏仆倒等症状，此为晕罐。遇到晕罐现象时，应立即停止拔罐，让患者平卧，饮温开水或糖水，休息片刻，多能好转。晕罐严重者，应针刺、点掐百会、人中、内关、涌泉、足三里、太冲等穴位，或艾灸百会、气海、关元、涌泉等穴位，必要时应送医院进行急救。对年老体弱、儿童、精神紧张、饥饿、初诊的患者，更应注意防止出现不适。
11	一般拔罐后，3小时之内不宜洗澡。
12	若病情需要，可配合使用其他疗法，如针灸、推拿、药物等，以增强疗效。

拔罐好处

拔罐疗法是在中医五行学说、脏腑经络学说、针灸腧穴学说等的指导下，随罐具、操作方式、穴位选择、配合疗法等方面的不同，而分别具有调节阴阳、疏通经络、行气活血、驱寒祛湿、消肿止痛等不同的疗效，从而可使充斥于体表、经络、局部的病灶，乃至脏腑中的各种致病因素，得以祛除，使失调的脏腑功能得以恢复，最终使病体痊愈。且本疗法无创伤，无不良反应，有病治病，无病可以强身，完全符合当今医学界推崇的"无创伤医学"和"自然疗法"的要求。

滋阴回阳，阴阳平衡百病皆消

在正常情况下，人体内各种组织处于一种有机协调的状态，这种状态被称为阴阳平衡。养生的宗旨最重要的就是维护生命的阴阳平衡。阴阳平衡是生命的根本，阴阳要是平衡了，那么人体就能够健康，阴阳一旦失衡，人体就会患病，即通常所说的"阴盛则阳病，阳盛则阴病"。因此，要想不生病，就要协调阴阳，使之重新达到相对平衡的状态。而拔罐疗法可以促进阴阳的消长和转化，使失衡转为平衡。拔罐调整阴阳的作用，一方面是通过经络腧穴的配伍作用来实现的，另一方面是通过与其他疗法配合应用来实现的。

如拔关元穴可以温阳驱寒，拔大椎穴可以清泄阳热。

脾胃虚寒引起的泄泻，可取天枢、足三里、脾俞、胃俞等穴，并在拔

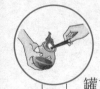

罐前后配合灸法，以温阳散寒。

肝阳上亢引起的头痛、高血压等可取大椎穴、肝俞穴，用三棱针刺血后加拔火罐，以清泄肝之阳热。

可见，人体阴阳失调引起的疾病可以通过拔罐疗法得以纠正，从而恢复机体阴阳平衡的状态。

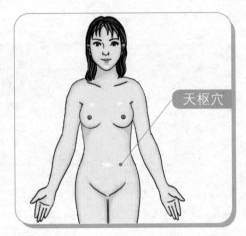

天枢穴

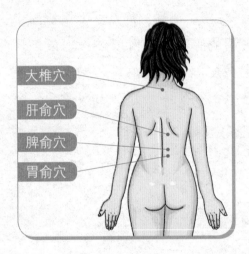

大椎穴
肝俞穴
脾俞穴
胃俞穴

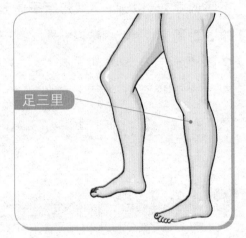

足三里

 ## 行气活血，疏通经络身体健康

中医学认为，气与血都是构成人体的基本物质，皆化源于水谷精微和肾中的精气，在生成、运行和发挥作用方面，都有赖于心、肝、脾、肺、肾等脏腑的功能活动。因此，气和血是密不可分的，两者相互依存，相互濡养，气中有血，血中有气，气行则血行，气止则血止，气旺则血充，气虚则血少。正是由于气血的濡养作用，为脏腑所用，人体才可健康。正如《景岳全书》中云："夫人之生，以血气为本，人之病，未有不先伤其血气者。"

而经络是人体气血运行的通道，正是经络的四通八达，才得以把气血源源不断地输送到全身各个部位和角落，使人体气血充和，百病不生。当经络系统中某一部分遭到破坏，经络就会受阻或不畅，则气血的运行就会受阻，进而就会出现气血的偏盛或偏衰，或涩滞不畅，就会使脏腑、组织、器官的保护和濡养作用受到破坏，疾病就会产生。而拔罐疗法正是在经络气血凝滞或空虚时，通过对经络穴位的吸拔作用，引导经络中的气血输布，使衰弱的脏腑器官得以亢奋，恢复功能，从而赶走疾病。如神经衰弱，通过背部膀胱经走罐法，可以使经络得以畅通，气血得运，从而有效缓解神经衰弱。

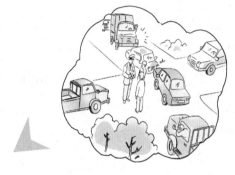

经络相当于城市的各种"道路"，有国家级的高速大道，那是经脉之道；有省级高速大道，那是络脉大道。当然，还有村村通的乡间小道，那是经络的一些分支。交通之于经济犹如经络之于养生。交通不便则经济发展缺少后劲，而经络不通则百病滋生。

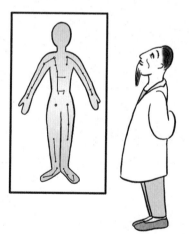

 祛除淤滞，经络通畅，止痛消肿

中医学认为，"不通则痛，通则不痛"。疼痛主要是由于经络、气血淤滞不通所致，同时疼痛又进一步加重气血的痹阻。拔罐疗法具有疏通经络、行气活血、祛除淤滞等作用。经脉通畅，气血运行无阻，"通则不痛"。有些常见的疾病，如急性腰扭伤、落枕、头痛等，不用出家门，利用局部拔罐法，便可起到立竿见影的止痛之效，有的甚至一次治疗即可痊愈。

现代医学认为，疼痛是大脑皮质对身体某一局部病症的病理反应，由于跌打损伤使局部组织肿胀，或慢性劳损使软组织肌肉紧张痉挛，刺激了末梢神经的压力感受器；或由于局部血液循环受阻，酸性代谢产物聚集，或炎症、癌症等疾病产生的致痛物质，刺激了末梢神经的化学感受器。这些刺激通过神经传到大脑即反应为疼痛。而拔罐可以调整神经系统的功能，改善全身的血液循环和淋巴循环，促进体内的新陈代谢。大脑的功能得到了调整，改变了原来的痛阈，血液循环的改善加速了体内代谢产物和致痛物质的排除，同时缓解了局部血管和平滑肌的痉挛，解除了末梢神经的压迫状态。所以拔罐具有明显的缓解疼痛的作用。

一查便知，察言观色，罐印诊病

1. 鸡皮样点

毛孔中心凹陷，孔周隆起，白色，状似鸡皮疙瘩，为营血内陷的病症，应在周围拔罐走罐，使营血外达，效果更好。

2. 羊毛疔点

毛孔凹陷，周边有一红圈，红圈多有一缺口，压之退色，点中的毫毛竖立挺直，有如钉子钉在皮孔上。此种表现多为气血阻滞所造成。可在局部拔罐放血。

3. 虫血瘀点

其状似羊毛疗，不同点是毛孔周围的红圈呈放射状延伸，弯曲如虫脚，似蜘蛛状，相当于现代医学称的"蜘蛛痣（血管蛛）"，压之退色，此为体内血液积有包块的久病表现。在此局部拔罐放血疗效好。

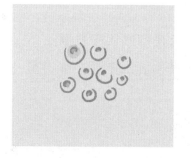 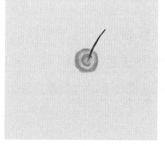 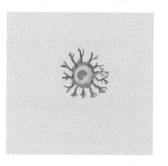

鸡皮样点 　　　　　　　羊毛疗点 　　　　　　　虫血瘀点

4. 斑点

其形如斑，与表皮相平，形状大小不一，有的如钉帽、芝麻，有的融合成片；颜色有红、黄、蓝、白、黑、褐、紫等，以红、褐、白色为常见，多无光泽，压之多不退色，无压痛，此多为邪入营血的表现。此处放血拔罐疗效更好。

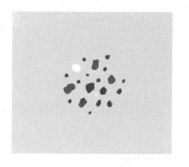

斑　点

5. 瘀疹点

其形如瘀（沙子），凸出表皮，形状大小，多如沙子、芝麻；颜色有红、褐、白色三种，此为肺热或肝热表现。此处放血拔罐疗效更好。

凡在人体各部出现以上瘀血点者拔罐，治疗效果更好。

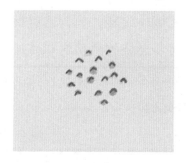

瘀疹点

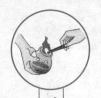

拔罐操作

拔罐疗法要通过排除罐内空气产生负压，而使罐吸附于皮肤上，不同的拔罐方法排气的方法也不尽相同，具体操作方法多种多样，要根据不同病情的需要来选择不同的拔罐方法。

 排气类：3种拔罐方法看着选

按排气方法分类，拔罐方法主要分为火罐、水罐、抽气罐。

1. 火罐

火罐是一种很常用的拔罐法，它是利用点火燃烧的方法排除罐内空气，形成负压，以吸附于体表。常用的操作方法有以下6种。

（1）闪火法：是临床上最常用的方法。本法适用于各种体位，特别适用于闪罐法、走罐法。操作时用镊子夹住酒精棉，或用一根长约10厘米的粗铁丝，将一端用脱脂棉和纱布包裹成一小鼓槌状，吸取酒精，点燃后伸入罐内旋转片刻，迅速抽出棉球，将罐扣在应拔部位。需较大吸拔力时，可将燃烧的酒精棉球在罐内上中段壁上旋转涂擦，使酒精在罐壁燃烧，然后迅速抽出棉球并将罐扣在应拔部位。棉球不宜吸取酒精太多，否则易流溢烧伤皮肤。

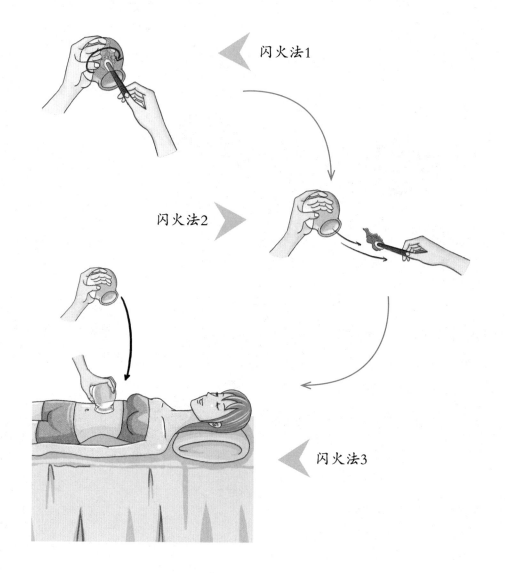

闪火法1

闪火法2

闪火法3

（2）投火法：本法多用于侧面横拔位。操作时用镊子夹住酒精棉球，点燃后投入罐内，迅速将罐扣在应拔部位；或用软质纸稍折叠，也可卷成纸卷（较罐的深度长3厘米左右），点燃后在烧去3厘米左右时投入罐中，不等纸片烧完，迅速将罐扣在应拔部位。

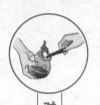
投火法1 ▲

投火法2 ◀

（3）贴棉法：本法适用于侧面横拔位。操作时首先用0.5～1平方厘米的脱脂棉片，四周拉薄后略吸酒精，贴于罐内上中段，点燃后迅速扣在应拔部位。注意，棉片不宜太厚，吸取酒精不宜太多，否则，易造成贴棉脱落以及酒精流溢，烫伤患者。

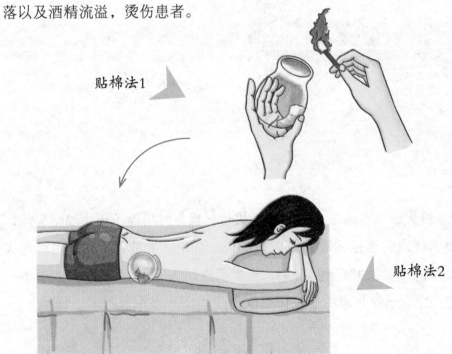

贴棉法1 ▲

贴棉法2 ◀

（4）滴酒法：本法适用于各种体位。操作时在罐内底部滴入酒精数滴，保持罐口朝上，然后将罐横放，旋转1～3周，使酒精均匀地附于罐内壁上（勿使酒精沾到罐口，以免灼伤皮肤），点燃后手持罐底迅速扣在应拔部位。本法操作简单，不需其他辅助用品，适用于家庭保健。注意酒精不宜滴得过多，以免火焰随酒精流溢，灼伤患者。

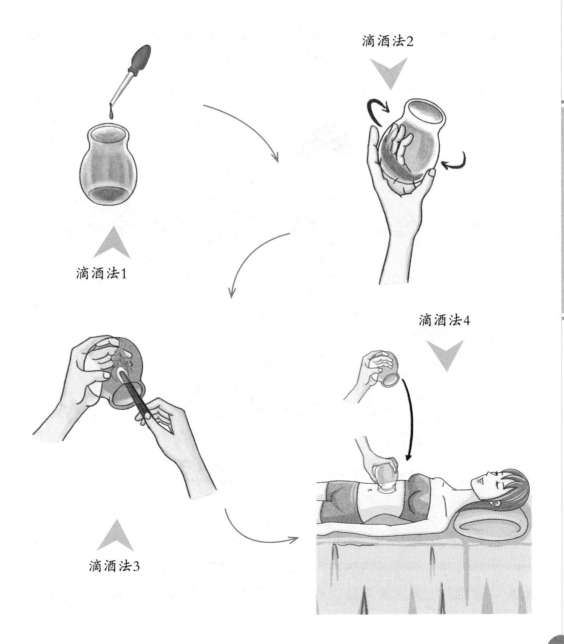

滴酒法2

滴酒法1

滴酒法4

滴酒法3

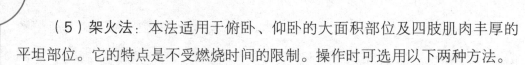

（5）架火法：本法适用于俯卧、仰卧的大面积部位及四肢肌肉丰厚的平坦部位。它的特点是不受燃烧时间的限制。操作时可选用以下两种方法。

①用易燃的软布或软纸包住一枚铜钱或类似物品，将布或纸的四周折转向上约3厘米，便制成毽子形的点火架。然后置于吸拔部位，点燃布或纸角，也可以将酒精棉球放在点火架顶端点燃，最后迅速将罐扣在应拔部位。

②用不易燃、不传热、直径2～3厘米的物品，如胶木瓶盖、汽水瓶盖、木片、橘皮等，置于吸拔部位中心，再放一酒精棉球于其上，点燃后立即将罐扣上。

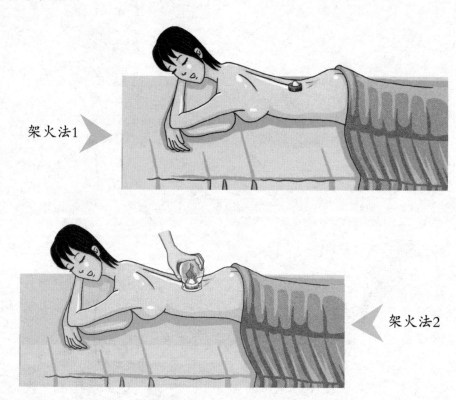

架火法1

架火法2

（6）弹簧架法：用一直径0.5～1毫米的钢丝绕成弹簧状，放入火罐内，近罐底的一端扭成钩状，钩端部卷上一个棉球，悬挂在罐的中央。拔罐时，在棉球上滴几滴酒精，点燃后将罐扣在应拔部位即可吸住。此架可反复应用。

前3种操作方法是临床中常用到的，后3种方法操作起来较复杂，不适宜家庭保健。

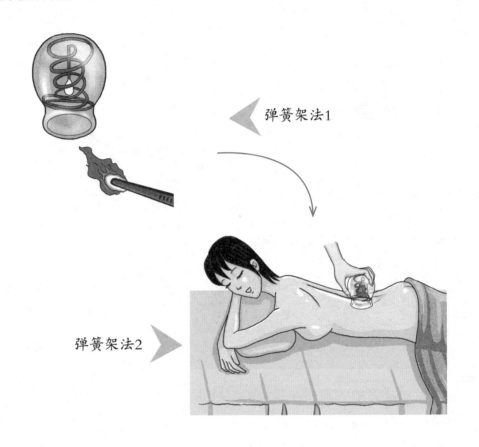

弹簧架法1

弹簧架法2

2. 水罐

即先在火罐内装入1/3～1/2的温水，将纸或酒精棉放在近瓶口处点燃，在火焰旺盛时投入罐内，并迅速将水罐扣在需治疗的穴位或部位上。吸拔时罐底必须朝上，这样温水才能充分浸渍于患者的皮肤表面，发挥其温暖的刺激作用。之所以用温水，主要是在拔罐刺激的同时，以其温暖水汽来增强局部刺激。若温水过少，温暖刺激的时间就短，效应就差。小抽气罐的体积小，很适宜于头面部、手部等狭窄部位施术，但吸力弱，若配以温水，刺激量就会大大增强，局部的治疗效应就更明显，可以大大缩短治疗时间。温水罐较适宜于局部寒冷不温、虚寒和寒湿类病症，如外感风寒、高烧无汗、咳嗽、胃痛、风湿、腰痛等，通过水的温度能进一步促进经气的畅行。

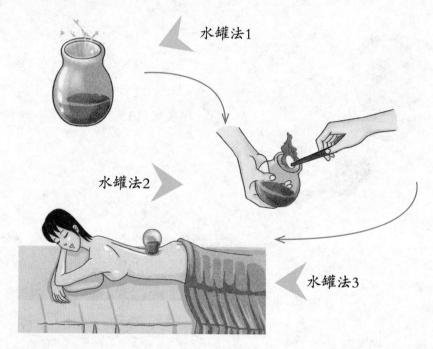

水罐法1

水罐法2

水罐法3

3. 抽气罐

抽气罐法是将抽气罐扣在需拔的部位，上置抽气筒将罐内空气抽出，即产生负压吸着肌肤。这种方法的吸力容易控制，力度可大可小，操作简单，方便安全，适用于家庭自我保健。

 运用类：3种拔罐方法对症选用

1. 药罐法

这是拔罐法与中药疗法相结合的一种治疗方法，以竹罐为工具，药液煎煮后，利用高热排除罐内空气，造成负压，使竹罐吸附于施术部位，这样既可起到拔罐时的温热刺激作用，又可发挥中药的药理作用，从而提高拔罐的治疗效果，在临床上可根据患者的不同病情辨证选择不同的中草药。

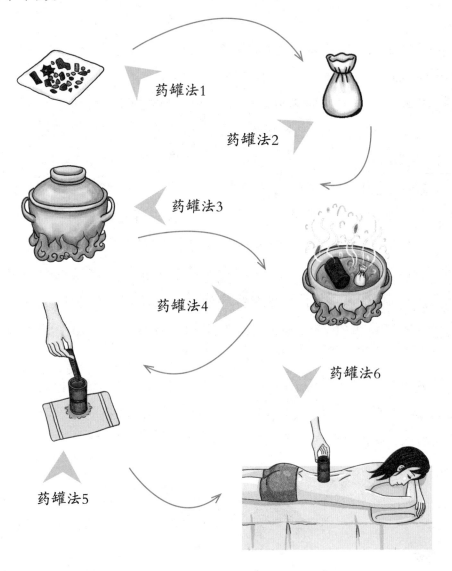

药罐法1

药罐法2

药罐法3

药罐法4

药罐法5

药罐法6

煮药罐法的操作方法是：用纱布将中药包好放入砂锅内，加入适量的水煎煮。煎出药性后，将竹罐放入煮5～10分钟，再将罐用镊子夹出，迅速用干净的干毛巾捂住罐口，以使吸取药液，降低罐口温度，保持罐内的温度。然后，趁热迅速将罐扣在患处或穴位上，手持罐稍加压按约半分钟，使之吸牢即可。此法将拔罐与中药疗法结合在一起，发挥了罐与药的双重作用，又有温热作用，多用于风寒湿痹证，如感冒、咳嗽、哮喘、风湿痛、溃疡病、消化不良、慢性胃炎等。但操作时要熟练，否则可致吸力不足。

除煮药罐法外，药罐法还有储药罐、酒药罐2种方法。储药罐法是在抽气罐中装入1/2～2/3的药液，如紫苏水、生姜汁、风湿酒等，然后用注射器或抽气枪抽去空气，使罐吸拔于皮肤上。酒药罐法是将泡好的药酒滴入罐内，按前述火罐中的滴酒法操作。

2. 针罐法

针罐法全称留针拔罐疗法，是在用毫针刺入穴位并行针得气后留针，并以针刺处为中心进行拔罐。留罐5～15分钟，待皮肤红润、充血或瘀血时，将罐轻轻起下，然后将针起出。针罐法一般采用玻璃罐，这样可随时观察罐内的情况。在操作中应注意，针柄不宜过长，以免触及罐底陷入体内出现危险。此法不得在胸背部使用。此法还可针刺待拔穴位得气后出针，不按压针孔，立即在出针的穴位上拔罐，并吸出少许血液或组织液。

针罐结合，有针刺与拔罐的双重作用，增强了对经络穴位的刺激量，可提高临床疗效，常用于比较顽固的病症，如中医所指的"痹证"，如顽固性风湿痛、陈旧性筋骨损伤、坐骨神经痛、腰椎间盘突出等。

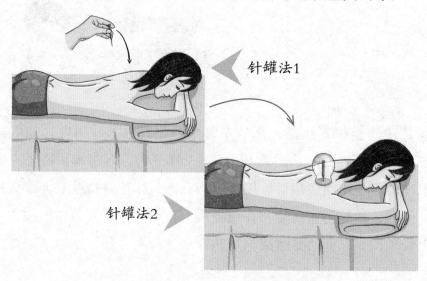

针罐法1

针罐法2

3. 刺络拔罐法

刺络拔罐法又称刺血拔罐法或血罐法，是刺血与拔罐相结合的一种临床常用的治疗方法。临床操作有两种方法。

（1）在刺络（刺血）后再进行拔罐的一种手法，即在应拔部位的皮肤消毒后，用三棱针点刺出血或用梅花针在局部叩打后，再行拔罐，以加强刺血治疗的作用。此法多用于治疗丹毒、乳痈、跌打损伤致软组织损伤瘀血等。应用此法必须严格消毒，一般留罐10~15分钟，起罐后用消毒干棉球擦净血迹，如患有出血性疾病，如血小板减少、血友病、白血病患者，不可使用刺血拔罐。

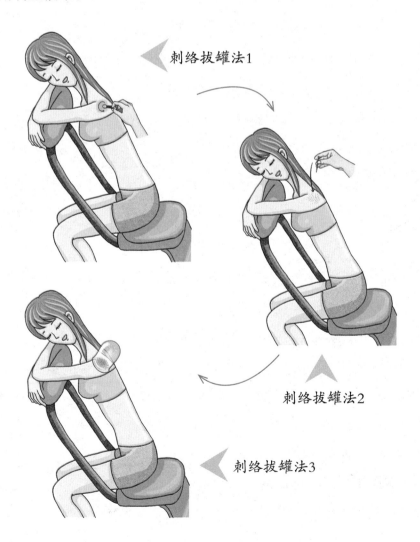

刺络拔罐法1

刺络拔罐法2

刺络拔罐法3

（2）皮肤消毒后，用三棱针、粗毫针或平口小刀浅刺，刺激量分为轻刺、中刺、重刺三种。轻刺以皮肤红晕为度，中刺以微出血为度，重刺以点状出血为度。然后，在刺络（刺血）处拔罐，留罐时间10～15分钟，以出血量5～10毫升为度。起罐后，用消毒棉球擦干渗血，3～6天治疗1次，5次为1个疗程。此法适用于病程短、症状较重、表现亢奋，具有红、热、痛、痒等实证型患者，如腰腿痛、风湿痛、肌肉劳损、神经性皮炎、丹毒、皮肤瘙痒、感染性热病、高血压（实证型）等病症。对虚寒体质的患者一般不用此法。

形式类：5种拔罐方法各显神通

1. 单罐法

如果病位范围较小，可根据病变或压痛的范围选择单个适当口径的罐子进行治疗，如胃痛单拔中脘穴，心律不齐、心慌选内关穴，大便不正常选

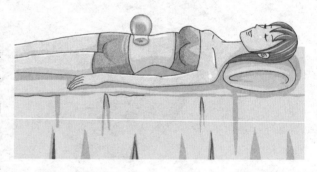

天枢穴，头痛选太阳穴，落枕选肩井穴，腰痛选命门穴等。

2. 多罐法

多罐法即多罐并用，治疗时分排罐法和散罐法两大类，适用于治疗病变范围较广泛、病变处肌肉较丰满或敏感反应点较多的患者。采用此法时，可根据经络走向或解剖形态等情况，酌情吸拔数个或数十个罐，如某一肌肉劳损时可按肌肉的走向位置成行排列吸拔多个火罐，称之

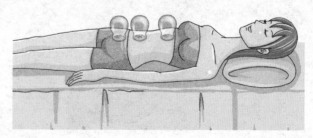

为排罐法。适用于身体强壮、症状明显的患者，拔罐数目多而排列紧密（罐距小于3厘米）；若体质弱或症状不甚明显的患者，拔罐排列较稀疏（罐距大于7厘米），称散罐法。

3. 闪罐法

闪罐法是用镊子夹住酒精棉球，点燃后送入罐底，立即抽出，将罐拔于患者患处，随即将罐取下，反复操作，直至皮肤潮红发紫痧点为止。这种反复的牵拉、松弛，使皮肤血液反复灌注、输布、再灌注，从而改善了血液循环，对神经和血管有一定的兴奋作用。此法适用于外感风寒、肌肉痿软、皮肤麻木、机能减退的虚弱病症及脑卒中后遗症等。由于此法不会在皮肤上留下瘀斑，故较适合在面部使用。

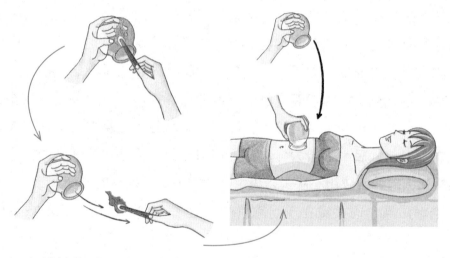

闪火罐操作时，应注意闪火入罐时要快，快速送入罐底。火切不可在罐口停留太久，以免罐口太热而烫伤皮肤。如果反复闪罐，罐体温度过热，应换另一个罐继续操作。

4. 留罐法

留罐法是临床常用的拔罐方法，适用于一般的各种病症。即罐子拔上以后，在治疗部位上留置10～15分钟，直至皮肤潮红、充血

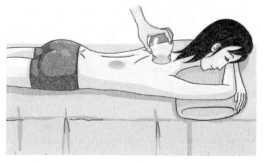

或瘀血。在皮肤娇嫩细腻部位、夏季、吸拔力大、红外线灯照射后同时拔罐时，要适当减少留罐时间。另外，在留罐期间，亦可结合提按、摇动等手法来增强刺激，提高疗效。此法简单实用，广泛应用于各种部位和疾病。

5. 走罐法

走罐法又称为推罐、拉罐、行罐等。走罐宜适用罐口壁较厚且光滑无破损的玻璃罐或有机玻璃罐，先在要走罐的皮肤上或罐口上涂一些润滑油如凡士林、板油等，将罐吸附肌肤后，施术者用手握住罐体，根据病情需要和走罐部位的解剖结构，进行向上下、左右或圆周方向的往返推拉移动，直至走罐部位皮肤潮红、充血，甚至瘀血。需加大刺激时，可以在推拉旋转的过程中对罐具进行提、按，也可稍推拉或旋转，即用力将罐取下重拔，反复多次，因取罐时常有响声，故又称响罐法。走罐适合于面积较大、肌肉丰厚的部位，如腹背、腰臀、大腿等处，用于经络气血不通、脏腑功能失调、风寒湿邪侵袭、肌肤麻木酸痛等病症。一般背腰四肢部宜上下移动，胸部应按肋骨走向移动，腹部可旋转移动。操作时前进方向的罐口稍向上提起，后半部着力。应根据病情和部位挑选口径适当的罐子（腹背腰臀用大罐，四肢用小罐），决定吸拔的力量和推移的速度。

走罐法操作的关键在于当罐具吸住之后，要立即进行推拉或旋转移

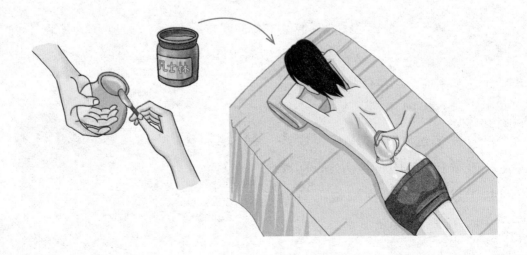

动，不能先试探是否吸住，否则推拉时就难以移动，用大力推拉会造成患者疼痛，甚至皮肤损伤。在推拉、旋转几次之后，才能停歇。常用的走罐法有以下3种。

（1）浅吸快移法：使肌肤吸附于罐体内3～5毫米高，移动速度为30～50厘米每秒，以皮肤微红为度。适用于体虚、年迈、儿童和病情表浅者如末梢神经炎、轻度感冒等。

（2）深吸快移法：使肌肤吸附于罐体内5～8毫米高，移动速度为15～30厘米每秒，以皮肤表面红紫色为度。适用于经络气血不通、脏腑功能失调的多种病症。使用部位常以膀胱经背俞穴为主。

（3）深吸慢移法：使肌肤吸附于罐体内8～12毫米高，移动速度为3～5厘米每秒，以皮肤表面紫黑色为度。适用于久寒痼冷、经络气血阻滞日久、筋脉肌肉失养等病症，如肌肉萎缩、卒中半身不遂、腰椎间盘突出症、坐骨神经痛等。

走罐法操作时，推拉旋转的速度不宜过快，如过快易导致疼痛，每次推拉移动的距离不宜过长，推拉至皮肤呈潮红、深红或起丹痧点为止。

禁忌：有些人不宜拔罐调治

为了避免不必要的医疗事故发生，或延误患者的治疗，以下病症应当禁用或慎用拔罐疗法。

1	有出血倾向的患者，如血小板减少性紫癜、白血病、血友病、毛细血管脆性试验阳性等不宜拔罐。
2	皮肤病皮损部位、传染性皮肤病、皮肤严重过敏、局部破损溃烂者不宜拔罐。

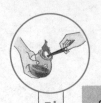

3	急性软组织损伤，局部忌用拔罐。
4	外伤、骨折、静脉曲张、大血管体表投影处、心尖搏动处及瘢痕处不宜拔罐。
5	妊娠期妇女的下腹部、腰骶部、乳房及合谷、三阴交、昆仑等穴不宜拔罐。其他部位刺激不宜强烈。
6	五官及二阴处不宜拔罐。
7	身体极度虚弱、形体消瘦、皮肤失去了弹性而松弛者及毛发多的部位不宜拔罐。
8	精神失常、精神病发作期、狂躁不安及破伤风、狂犬病等痉挛抽搐不能配合者不宜拔罐。
9	恶性肿瘤患者不宜拔罐。
10	有重度水肿，病情严重；中度或重度心脏病、心衰、肾衰、肝硬化腹水者不宜拔罐。
11	活动性肺结核的患者，尤其是其胸腹部不宜拔罐。
12	醉酒、过饥、过饱、过度疲劳者均不宜拔罐。

以上所列禁忌证并不是绝对禁用拔罐，在有的阶段，有的疾病可以配用该疗法治疗。

中 篇

怎么拔不生病

中医学认为，疾病的发生关系到人体正气与邪气两个方面，正气不足是疾病发生的内在根据，邪气是发病的重要条件。疾病的发生和变化就是在一定条件下正邪斗争的反映。拔罐疗法能拔除体内的各种邪气，去邪正安，同时还具有扶助正气的作用。拔罐通过对机体局部的良性刺激，再依靠人体自控调节系统的传达与调节，从而达到扶正祛邪、防病保健的功效。

第二章

补虚养脏：五脏不虚身体棒

心、肝、脾、肺、肾合称五脏，五脏的主要生理功能是生化和储藏精、气、血、津液和神，故又名五神脏。由于气血是人体生命活动的根本，所以五脏在人体生命中起着重要作用。气血调养的关键在于平衡五脏，既不让某个脏器过分的「足」，也不让其过分的「虚」。只有各个脏器之间的气血平衡了，人才能健健康康。

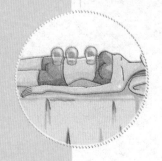

本章看点 ▼

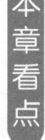

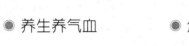

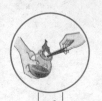
养生养气血

气血是人体生命活动的物质基础，是人体五脏六腑、四肢最重要的营养物质，血离不开气，气也离不开血。血对气主要有载气和养气的作用，血具有很好的营养和滋润作用。气要依附于血，而血又不断地为气提供营养，使气发挥作用。气血任何一方出现问题，都会影响对方。中医学认为，一个人健康的标准就是气血充足，正所谓养生就是养气血。

 ## 人活一口气，人要有气才有命

古人云："气聚则生，气散则亡。"意思就是说，气是生命的精髓。一个人从呱呱坠地之时起，他自身的气，便和天地之间有了一种特有的相关性，通过呼吸这一过程和自然界进行气体交换，以维持生命。这一过程，即是"气聚"。而"气散"则正好与之相反，当气从人体内散尽后，人就无法和自然界进行能量交换，生命的基本动力消失了，生命自然也就结束了。日常生活中，当一个

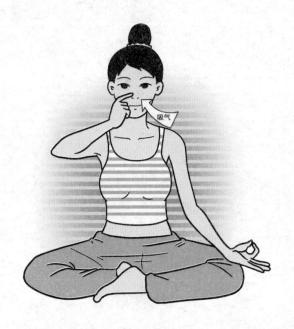

人生命垂危的时候，人们常用"奄奄一息"或者"气若游丝"来形容，就是这个道理。

明代医学家张景岳在其所著的《类经》中说："夫生化之道，以气为本，天地万物，莫不由之……人之有生，全赖此气。"意思是说，人生在世全赖一口气，气不足，则命不长。"气"是存在于人体中无形的精微物质或能量，是人体生死攸关的组成部分，我们每天的工作、学习、吃饭、睡觉等这些活动都需要"气"来提供能量。人体正是靠着气的不断运动，推动了物质和能量的代谢，产生了维持脏腑功能的动力，维系了人体正常的生命进程。因此，可以说气是人体的一种动力，养气就是养命。如果将人比作一棵树，气是树根，身体是树干和树叶。根深才能叶茂，气长才会命长。养气就是养根，我们将气养好了，养足了，身体才会硬朗、结实，才能百病不侵。如果根弱了，树干和树叶就会枯黄。这就是《难经》说的："气者，人之根本也，根绝则茎叶枯矣。"身体内的气起着什么样的作用呢？

1. 推动作用

气是活力很强的精微物质，能促进人体的生长发育，推动血液的生成与运行，各脏腑经络的生理活动、津液的输布和排泄都依赖于气的推动。若气的这一功能不足，就会影响人体的生长发育或出现早衰，脏腑、经络功能会减退，还会引起血虚、血脉淤滞和水湿停滞等病变。

2. 温煦作用

《难经·二十二难》说："气主煦之。"人体的正常体温，是与气的温煦作用密切相关的。如果气的温煦作用失常，不仅会出现畏寒喜热、四肢不温、体温低下、血和津液运行迟缓等寒象，还有可能因为某些原因，出现怕热喜冷、发热等热象。

3. 防御作用

气有护卫肌表、防御外邪侵犯的功能。另外，气又能与入侵之病邪作斗争，将其驱逐出去。气的防御功能正常时，邪气不易侵入，也不易生病，即使生病也容易康复。若气的这一功能下降时，则会容易染病，也难以康复。正如《素问·评热病论》所说："邪之所凑，其气必虚。"气的防御功能体现在病后脏腑组织的自我修复，所以气的防御功能与疾病的发生、发展、转归都有密切的关系。

4. 固摄作用

气的固摄作用，主要是指对血、精、津液等液态物质具有防止其无故流失的作用。如气不摄血，可导致各种出血；气不摄津，可导致自汗、多尿、小便失禁、流涎、泛吐清水、泄泻滑脱；气不固精，可出现遗精、滑精和早泄；气虚而冲任不固，可出现小产、滑胎等病症。

气的固摄作用与推动作用是相辅相成的两个方面。气既能推动血液的运行和津液的输布、排泄，使其保持应有的流速，又能固摄体内的液态物质，防止其无故流失。由于这两个方面作用的相互协调，构成了气对人体内液态物质的运行、分泌、排泄的双向调控，这是维持人体血液的正常循环和水液代谢必不可少的环节。

5. 气化作用

气化是指通过气的运动而产生的各种变化，是促进精、气、血、津液各自的新陈代谢及其相互转化的功能。人体的气化运动存在于生命过程的始终，气化就是体内物质的新陈代谢、物质的转化和能量转换，是生命活动的基本方式，所以没有气化活动就没有生命过程。若这一功能失常，就会影响到气、血、津液的新陈代谢，影响到食物的消化吸收，影响到汗液、尿液和粪便等的排泄，从而形成各种代谢异常的病变。

上述气的5种功能，只有密切配合，相互为用，才能保持人体正常的生命活动。

血为本，无血五脏"大罢工"

血即血液，和气一样，是构成人体和维持人体生命活动的基本物质之一。血对人体最重要的作用就是滋养，它在经脉中循行，内至脏腑，外达皮肉筋骨，如环无端，运行不息。凡皮肤、肌肉、筋骨、脏腑等，均需血液供给营养，才能维持其功能活动，故有"目受血而能视，足受血而能步，掌受血而能握，指受血而能摄"等说法。

1. "血"的来源

血的化生渠道有两种：一种来源于食物，食物经过消化、吸收化为营养物质，方生成血液。另一种来源于肾，中医学认为，"血之源头在于肾"，因为肾藏精，主骨生髓，精髓为化血之源。如果血的生成不足或持久地耗损，或血的营养和滋润作用减退，就会产生头昏眼花、毛发干枯、肌肤干燥、肢体麻木等病症。

2. "血"的作用

（1）濡养、滋润

血具有濡养和滋润全身的功能。血由水谷精微所生化，在脉中循行，内至脏腑，外达皮肉筋骨，不断对人体的各脏腑等组织发挥着濡养作用，以维持其生理活动。濡养滋润全身脏腑组织，血盛则形盛，血衰则形萎，血败则形坏。血的濡养作用还可以从面色、肌肉、皮肤、毛发等方面反映出来。

（2）运载作用

运输是血液的基本功能，自肺吸入的氧气以及由消化道吸收的营养物质，都依靠血液运输才能到达全身各组织。同时组织代谢产生的二氧化碳与其他废物也有赖于血液运输到肺、肾等处排泄，从而保证身体正常代谢的进行。血液的运输功能主要是靠红细胞来完成的。贫血时，红细胞的数量减少或质量下降，从而不同程度地影响了血液这一运输功能，出现一系列的病理变化。

（3）参与体液调节

激素分泌直接进入血液，依靠血液输送到达相应的目标器官，使其发挥一定的生理作用。可见，血液是体液性调节的联系媒介。此外，如酶、

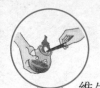

维生素等物质也是依靠血液传递才能发挥对代谢的调节作用的。

（4）防御功能

机体具有防御或消除伤害性刺激的能力，涉及多方面，血液体现其中免疫和止血等功能。例如，血液中的白细胞能吞噬并分解外来的微生物和体内衰老、死亡的组织细胞，血浆中的抗体如抗毒素、溶菌素等均能防御或消灭入侵机体的细菌和毒素。上述防御功能即指血液的免疫防御功能，主要靠白细胞来实现。此外，血液凝固对血管损伤起防御作用。

3．"血"的运行方式

血的正常运行，需要有关脏腑的协调配合。首先，血液的循环要靠心气的推动。其次，要靠肺的"调节"作用，协助心气调节血液的流行。全身的血液要汇流到肺，由肺流贯于心，肺与心不但有功能上的联系，而且是血脉相通的。最后，血的正常循环要靠肝的调节。此外，血的正常运行还需脾气的统摄，勿使血液溢出脉外，而肾气对血液运行也有一定的影响。

因此，血液的正常运行，受多种因素的影响，是多个脏腑共同作用的结果。血的循环依赖于气的推动和固摄作用的协调平衡，这是维持血液正常循环的基本条件。气的推动作用能使血液运行不息，保持一定的流速；气的固摄作用能使其在脉管中运行而不溢出脉外。

血液的正常运行同时还要具备三个条件：其一，血液充盈，温度适度；其二，脉息畅通完好；其三，心、肝、脾、肺、肾等脏腑功能正常，特别是心脏的作用尤为重要。

经穴，气血运行的"管道路线"

1．经脉

经脉是经络的主体，是人体内气血运行的主要通路。主要分为正经和奇经两大类，正经有十二条，奇经有八条。正经的十二条是手三阴经、手三阳经和足三阴经、足三阳经。奇经八脉是任脉、督脉、冲脉、带脉、阴跷脉、阳跷脉、阴维脉、阳维脉的总称。

十二正经和五脏的肝、心、脾、肺、肾，六腑的胆囊、胃、小肠、大肠、膀胱、三焦，外加心脏的心包膜发生着一对一的联系，而各经脉相互之间又有表里配合的关系。奇经八脉既不直属于任何一个脏腑，也没有表里的配合关系，循行上也是别道奇行，这也是为什么将之称为奇经的原因。但奇经八脉对十二正经循行路线起着补充的作用，并且对十二经气血起着调节和管理的作用。如循行于人体前面正中线的任脉管理全身的阴经，循行于背部正中线的督脉管理全身的阳经，冲脉为诸经气血之要冲，带脉统束全身直行的经脉，与妇女生理功能有着密切的联系。

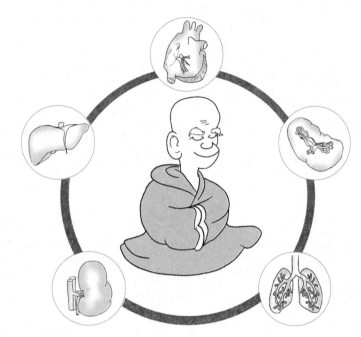

2. 络脉

络脉是由经脉分出来的呈网状的大小分支。有广义和狭义之分，广义的络脉又可分为十五络、浮络和孙络三类。其中十五络为全身最大的络脉，哪来的十五络呢？十二经与任脉、督脉各有一支络脉，再加上脾之大络则合为十五络，也叫十五别络。狭义的络脉则是指比十五络更小的络脉，尽管很小但数量遍及全身。浮络是络脉中浮行于浅表部位的分支，而孙络则指的是比络脉更小、有极多分支之脉。络脉的主要作用是配合经脉，网络全身组织，运行营卫气血。如果拿城市的管道来进行类比的话，大体可以这样看，十二经脉是铺在外面那些干道上的各类管道，奇经八脉等则是走进千家万户的那些管道，而络脉则是走进每个房间的管道，如通入厨房水池的管道等。

3. 腧穴

腧穴是人体脏腑、经络之气输注出入的特殊部位。"腧"同"输"，"穴"在汉语中是窟窿和洞的意思，从中医角度讲，皮肉之内是一条一条的经络，而穴位就位于这些经络上。经络是气血运行的通道，气血停留汇聚的地方就形成了穴位，所以穴位不仅仅在气血运行中起到枢纽的作用，同时还是机体与外界相互交流的门户。通过这个门户，外界的药物、能量、信息能够迅速快捷地流通到身体各处。具体来说，腧穴可分为以下三类：

（1）十四经穴。指分布在十二经脉和任、督二脉上的腧穴。它们具有主治本经病的共同作用，是腧穴中的主要部分。如四肢部尤其是肘、膝关节以下的经穴，可治疗本经脉循行所过部位及其连属脏腑的病症；表里两经的经穴可互相治疗对应经脉的病症，如足太阴经穴可治足阳明经病等；手三阴经穴治胸部病，足三阴经穴可治腹部病，手三阳经穴可治头面、五官病，足三阳经穴可治胸腹、背腰病，也可治头面、五官病。

（2）奇穴。也叫经外奇穴，指既有穴名，又有明确的位置，但尚未归入十四经系统的腧穴。奇穴的分布比较分散，对某些病症有一定的特异性治疗作用，如太阳穴治头痛、阑尾穴治阑尾炎等。随着经络学说的不断完善，奇穴逐渐归入正经。

（3）阿是穴。也叫"压痛点"，古代以痛为"腧"。它既无具体名称，又无固定位置，而是以压痛点作为腧穴的，阿是穴实际是尚未命名的腧穴，是经穴产生的基础。

从以上的分析可知，经络是气血运行的通道，体表联系内脏的网络，如果把经络比作一棵树的枝干，而穴位就分布在这棵树的各条枝干上。

拔罐，去除淤滞，五脏"不虚"

《黄帝内经·灵枢》中说："经脉者，所以能决死生，处百病，调虚实，不可不通。"可见，经络的通畅是人百病不生的根本和关键所在。要想保持身体的健康，就要守护着经络，不要让经络阻塞而出现气血紊乱、不和的现象。只有保持经络的通畅，人才能免受百病的侵扰。所以说，经络气血通畅就是人体健康的状态。

经络气血一旦不通畅，脏腑组织的代谢废物就无法快速有效地排出体外，代谢废物在体内不能及时有效排出体外就会污染全身，人体就无法保持健康，疾病随时都可能发生。同时，我们吃再好的补品也没用，因为水谷精微不能被运输到全身脏腑组织以提供营养。

其实，经络气血通不通是有预警的，比如很多人会经常没来由地觉得身体哪个地方酸、麻、胀、痛，这些都是经络气血不通的信号，它提醒人们：你身体某个部位的经络发生阻塞了。所以，如果感觉到身体酸、麻、胀、痛时，就需要赶快打通经络，这样才能在疾病还未露出"狰狞面目"时，将这可怕的"星星之火"扼杀于萌芽之中。

人体的经络系统，纵横交错，遍布全身，内属于脏腑，外络于肢体，将人体内外、脏腑、肢节联结成为一个有机的整体，承担着人体五脏、六腑、四肢、百骸、五官、

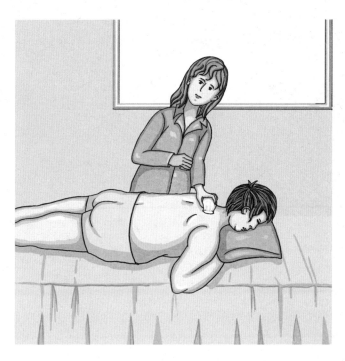

九窍的气血运行与输布、濡养、联络、调节的作用。经络不仅把气血输送到各个组织器官去，而且使人体内外、上下、左右及各个组织器官之间，保持着有机的密切合作、协调与平衡。若经络气血功能失调，破坏了人体的正常处理功能，就会产生种种病变。拔罐疗法根据经络与脏腑在生理、病理上相互影响的机理，通过对经络、腧穴的负压作用，在脏腑经络气血凝滞或经脉空虚时，引导营卫之气输布、鼓动经脉气血，濡养脏腑组织器官，温煦皮毛；同时使衰弱的脏腑功能得以振奋，鼓舞正气，加强驱除病邪之力，从而使经络气血恢复正常，疾病得以祛除。临床采用的循经走罐法、经络拔罐法、刺络拔罐法等，皆有疏通经络的功能。

很多时候，不是我们的身体没有传递出信息，而是我们对体内传递出来的信息视而不见或者漠然处之。这样，当问题再次出现的时候，我们也许将为此付出十倍、百倍，甚至生命的代价。

怎么拔养心

心主血脉，支配着全身气血的运行。心脏功能正常，人体气血才会充足并正常运行，全身各脏腑就能获得充足的营养，维持其正常的功能活动。反之，一个人气血充足，就能保证心脏的血液滋生和运行，保证脉管通道的通畅，心脏就有源源不断的动力。

 ## 心：人体气血运行的"发动机"

众所周知，人体的所有器官都是在心脏的调动下工作的，气血充足，就可保证心脏的工作顺利，心脏功能良好，气血也能井然有序地运行。《黄帝内经》记载："心藏神，为诸脏之主。若血气调和，则心神安定；若虚损，则心神虚弱。"由此来看，气血和心脏是紧紧联系的，把心脏比喻成气血运行的"发动机"，一点不为过。

中医学认为，心主血脉。意思是说，心气不仅能保证心脏的血液滋养和运行，还能保证脉管的通畅，从而保证心脏源源不断的动力。气血不足最先影响的就是心脏，心脏的病变主要反映在心脏本身及其主血脉运动功能的失常，以及大脑及其各组织器官的功能失常。"心藏神"，是说人的精神活动很大部分是由心神所管。如果记忆力下降，思维能力减退了，还出现心悸、心慌、失眠的症状，就说明你的心血不足，心脏失去了营养，动力自然就不足了。

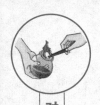
 就地取材，养心就取"心经"

心属火，中医学认为，心开窍于舌，主血脉，支配着全身气血的运行。《黄帝内经》中讲："心为君主之官。"可见，心脏及其经络是人体代谢运行中的"核心总部"。中医还将头脑的精神意识活动归入"心"的范畴，事实上人体对外界的一切反应变化，也会立即影响到心的跳动和神志的变化，故称心为"君主之官"。

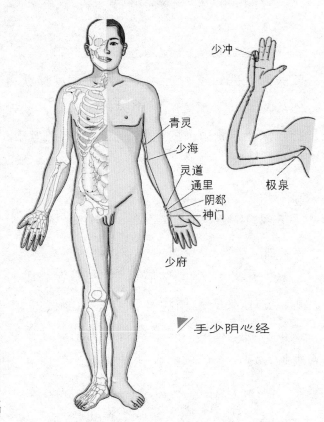

手少阴心经

手少阴心经起自心中，出来后归属于心系（心脏周围的组织），向下通过膈肌，联络小肠。其分支从心系向上夹着食道连于目；其直行主干又从心系上肺，向下斜出于腋下，沿上肢内侧后边，至肘中，沿前臂内侧后边，到手掌后豆骨突起处进入掌内后边，沿小指桡侧到达其末端。脉气由此与手太阳小肠经相连。

心经穴位主治心脏、胸部及精神方面的疾病及经脉循行部位的其他病症：眼睛发黄，胸胁疼痛，上臂、前臂内侧后边痛或厥冷，手掌心热。手少阴心经支脉从心系上夹于咽部，心经有热则咽干；阴液耗伤则渴而欲饮；心之经脉出于腋下，故胁痛；心经循臂内侧入掌内后廉，心经有邪，经气不利，故手臂内侧疼痛，掌中热痛。心脉痹阻则心痛；心失所养，心神不宁，则心悸、失眠；心主神明，心神被扰，则神志失常。

中医学认为，人在上午的气血运化都属阳气，到午时（11：00—13：00）开始生阴，手少阴心经的气血在午时最旺，拔罐之后，小憩一下，"心主神明，开窍于舌，其华在面"，心气推动血液运行，安神养精气；人在午时能睡片刻，对于养心大有好处，可使下午至晚上精力充沛。

心包经，君主之官的护佑"大力士"

何谓心包？"心包为心之外膜，附有脉络，气血通行之道。邪不能容，容之心伤。"其实心包就是心外面的一层薄膜。这层薄膜对于心倍加体贴、呵护，邪气犯心，必先攻击心包。也就是说，心包常常代心受邪，是心的保护组织，又是气血通道，可清除心脏周围外邪，使心脏处于完好状态。手厥阴心包经主治的疾病大多与心脏、神志有关。实践证明：心包经与我们的生活须臾不可脱离，我们有必要对其进行多侧面、全方位的了解。

手厥阴心包经起于胸中，出属于心包络，通过横膈，依次循序下行，通过胸部、上腹、下腹，联络三焦。其胸部支脉从胸中出于胁部，经腋下三寸处（天池穴），上行至腋窝，沿上肢内侧，于手太阴、手少阴之间，直至肘中，下向前臂，走两筋（桡侧腕屈肌腱与掌长肌腱）之间，过腕部，入掌心（劳宫穴），到达中指桡侧末端（中冲

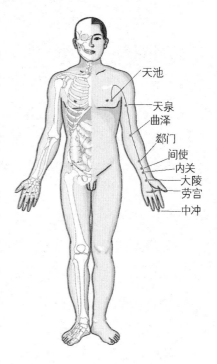

▲ 手厥阴心包经

穴）；其掌中支脉从掌中（劳宫穴）分出，沿着环指尺侧至指端（关冲穴），与手少阳三焦经相接。

心包经与我们的日常生活有什么样的关系呢？一个非常明显的例子就是我们在紧张的时候手心容易出汗，到底为什么"心里"紧张，汗却那么快地就出现在"手"上呢？因为汗为心的津液，所以，在紧张的时候，人的气机就乱了，手厥阴心包经就以"替补"的形式开始代替心行使功能，心包经的收敛功能不能得到发挥，那么，汗液就散布到了手上。有时候我们的肘臂屈伸起来好像总有点生硬，在较为拘谨的场合不由自主地会搓手，这种下意识动作其实也是一种自救，一种自我的帮助，实际上搓手心也是在"内求"心包经，希望其发挥功能救自己于危难之中。

《黄帝内经》中认为，心经是君主之官。君主之官便有个特性，就是君主不受邪。心包经相当于心经的外卫。外卫是代君受过的，就好像过去的宦官。如果君主有了问题，我们不能去打君主，就是不能直接去打我们的心脏，那会更加危害我们的身体，但是，我们可以打宦官，宦官就是替君主受过的，所以可以去拍打心包经。心包经出属心包，下膈，历络三焦，起于胸中乳头外一寸天池穴，止于中指指甲旁的中冲穴，左右臂各9个穴位。故可以对付上、中、下三焦之病症，同时还能代心受过，被称为"心仓之臣"，以担当保护我们身体的神明之主（心脏）。

这里我们很容易发现一点，心包经直线经过手掌、手腕、手臂，然后进入左边的心脏，两手是对称的。若出现唉声叹气、胸闷、乳房痛等症状时，用手掌重重地敲打手掌内侧，或者用手掌敲左手手腕上的三个指头处就可以了。要知道，手指上的穴位是经络的末端，如果我们将经络比作是琴弦的话，那么我们手指的练习就好比是在琴弦的一端弹琴，必然带动着整条琴弦（经络）的振动，经络时常活动着，自然就会保持畅通的状态，手上心包经畅通了，心脏自然就健康。在心包经上拔罐，可拔去经络里的瘀堵处和热邪。

健脑益智，拔罐梳头不再"健忘"

大脑是使用频率最高也最容易疲劳的器官。长时间用脑、不注意休息，都会引起脑涨、反应迟钝、思维能力下降。随着年龄的增长，大脑功能逐步减弱，脑力逐渐减退，出现记忆力差、健忘等症状。进入老年，脑力减退更为明显。引发健忘的原因从根本上来说就是气血方面出了问题，因此调理上也必须从补气血入手。选择适当的经穴，用拔罐疗法进行健脑，对经常用脑的人大有裨益。此外，拔罐还可预防阿尔茨海默病。

【对症拔罐】

选穴：太阳、百会、三阴交、足三里、内关、肾俞、肝俞、心俞。

操作：单纯拔罐法。在上述穴位中每次选取2～3个穴位，每穴吸拔10～15分钟。每周3次，1个月为1个疗程。

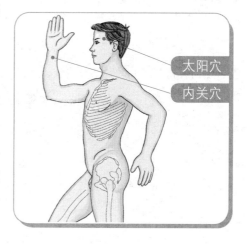

太阳穴
内关穴

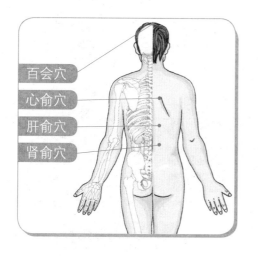

百会穴
心俞穴
肝俞穴
肾俞穴

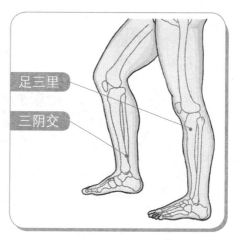

足三里
三阴交

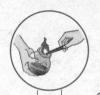

小贴士

调适情志，劳逸结合，多参加户外活动；不过度熬夜，保证充足睡眠；常梳头，晨起、睡前用木梳梳头皮3～5分钟，有醒脑健脑的功效。同时注意增加营养，保持身体有足够的能量供给。

益气养血，一觉到天亮"不失眠"

失眠表现为入睡困难，时寐时醒或醒后不能再睡，严重者可通宵难眠，常伴有精神不振、头痛、头晕、心悸、健忘、多梦、食欲不佳等症。很多因素都可以造成失眠，如精神因素诱发的、躯体疾病引起的。年龄、文化、生活习惯、工作环境等都与失眠有着密切的关系。此外，药物也可引起失眠。中医称失眠为"不寐"，是人体阴阳、气血不调造成心神不安、心失所养或心血不足等引起的。

【对症拔罐】

选穴：心俞、肝俞、脾俞、胃俞、神门、三阴交。

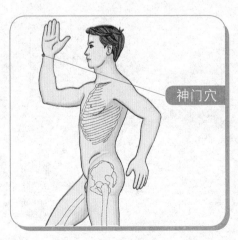

神门穴

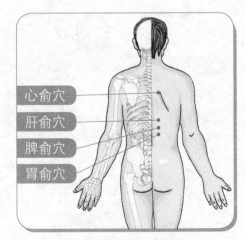

心俞穴

肝俞穴

脾俞穴

胃俞穴

操作：针罐法。先针刺神门穴、三阴交穴，然后用闪火法将大小适中的火罐吸拔于心俞穴、脾俞穴、胃俞穴、肝俞穴，留罐20分钟。每天治疗1次，10次为1个疗程；走罐法。在其背部涂上适量的按摩乳或油膏，选择大小适宜的玻璃罐或竹罐，用闪火法将罐吸拔于背部，然后来回走罐数次，走罐时手法宜轻，直至局部皮肤潮红。再将火罐吸拔于心俞穴，留罐10分钟。

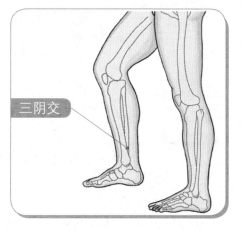

三阴交

 拔补心气，神清气爽"神经不衰弱"

神经衰弱是一种常见的神经症，系指精神活动长期持续的过度紧张，由脑的兴奋和抑制功能失调造成的，以精神活动易兴奋和脑力与体力易疲劳为特征。常表现为失眠、多梦，常感精神疲乏，注意力不集中，记忆力减退，四肢无力，稍微用脑就头痛、眼花，不愿多活动。中医学认为，本病属七情（喜、怒、忧、思、悲、恐、惊）致病，另外，体虚久病、劳倦思虑太过、饮食不节等也是致病因素。

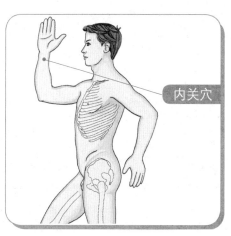

内关穴

【对症拔罐】

拔疗（1）

选穴：内关、足三里、三阴交、心俞、肾俞、脾俞。

操作：刺络拔罐法。先在上述穴位上进行常规消毒，用三棱针点刺上述

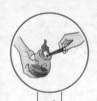

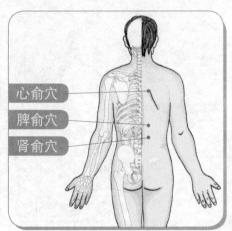

心俞穴
脾俞穴
肾俞穴

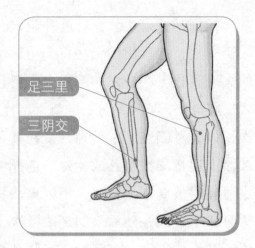

足三里
三阴交

穴位，然后用闪火法将罐吸拔在点刺的穴位上，留罐3～5分钟，先吸拔一侧穴，第二天再吸拔另一侧穴，两侧交替使用，每天1次，10天为1个疗程。

拔疗（2）

选穴：①脾俞、肾俞、身柱、灵台；②大椎、心俞、身柱、灵台；③中脘、关元。

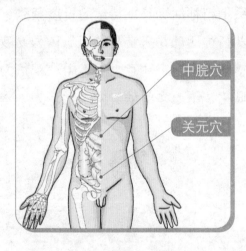

中脘穴
关元穴

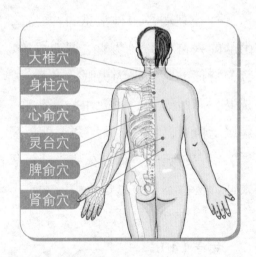

大椎穴
身柱穴
心俞穴
灵台穴
脾俞穴
肾俞穴

操作：以上3组穴位可交替使用，每次任选1组。先用三棱针点刺上述3组穴位中选中的1组穴位，出针后拔罐，留罐10～15分钟。每天1次，7次为1个疗程。一般1～3次后即可见效。

补足心气，防突发耳聋"听不清"

耳聋是各种听力减退症状的总称，为耳科临床常见病。轻者耳失聪敏、听声不远或闻声不真，重则听力消失。临床上常将耳聋分为轻度、中度、重度和全聋四级。常发于中老年人。中医学认为，肾开窍于耳，心也寄窍于耳，心又主血脉，如果心气不足时，人体的气血运行就会受阻，气滞则血凝，导致耳脉经气无以充养耳窍而致聋。

【对症拔罐】

选穴：耳门、听宫、翳风、听会、脾俞、肾俞、外关、中渚、阳陵泉、足三里、三阴交、太溪、侠溪。

操作：单纯火罐法。在上述穴位上以单纯火罐法吸拔穴位，留罐10分钟，隔天1次。

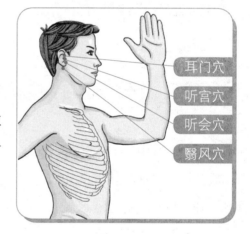

耳门穴
听宫穴
听会穴
翳风穴

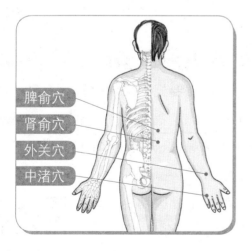

脾俞穴
肾俞穴
外关穴
中渚穴

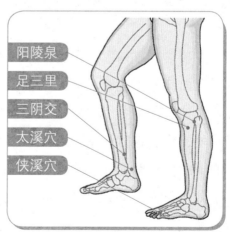

阳陵泉
足三里
三阴交
太溪穴
侠溪穴

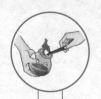

怎么拔养肺

在人体内，肺居胸中，它的位置最高，古称"华盖"，其上连气管，以喉为门户，开窍于鼻，为气体出入的通道。要是肺怠工了，人体就会出现咳嗽、哮喘等一系列疾病。而肺为娇脏，不耐寒热，不耐邪侵，因为肺娇嫩，不耐药物的"毒侵"，因此选择无不良反应的拔罐疗法就显得很重要了。

肺：分配气血的人体"大管家"

肺在脏腑中的地位仅次于心。肺主一身之气，助心行血，促进水液输布和排泄。通过肺气清肃与下降的运动，使周身含有浊气的血液流经于肺并加以清除，使血液保持洁净；通过气体交换，然后将富含清气的血液输送至全身，维持呼吸运行正常，辅助心脏推动血液运行，促进水液输布排泄。

在凌晨3—5时，人体的所有器官都要休息，只有这样，肺才能合理地分配气血津液。此时，人体不仅要熟睡，而且要处于深度睡眠中，只有这样才能使全身的各个器官都进入"休眠"状态，我们的"管家"才能不受打扰地工作。这时，全身的气血要流注于肺经，通过肺的宣发和肃降，人体的气血得到重新分配，人体器官的功能才能正常。

如果气血不畅，肺气不足，就会影响肺的呼吸功能，则会出现言语低微、疲倦乏力、胸闷、咳嗽、喘促等，从而清气不能吸入，浊气不能排出，全身的脏腑器官得不到营养的供应，四肢百骸得不到濡养，就会出现胸中憋闷胀痛、咳喘无力、心悸、口唇发干、舌质青紫、关节炎、骨质增生等；肺气下降还可使津液随之下行，水液输布排泄出现障碍，则汗、尿不能正常排出体外，停聚于体内，则可见咳喘、咳痰、水肿、尿少等症。

就地取材，养肺益气调养"肺经"

肺属金，中医学认为，肺开窍于鼻，其华在毛。肺主气，司呼吸，全身的气机（气的升降出入运动）受着肺气的支配和调节。在五脏之中，肺脏是唯一和外界直接相通的。肺可以通过咽喉、鼻腔直接跟外界相通，所以气候对肺脏来讲影响最大。因此，要想身体健康无病，首先要注意养肺。

手太阴肺经能养肺，该经起自中焦（腹部），向下联络大肠，回过来沿着胃的上口贯穿膈肌，入属肺脏，从肺系（气管、喉咙）横行出胸壁外上方，走向腋下，沿上臂前外侧，至肘中后再沿前臂桡侧下行至寸口（桡动脉搏动处），又沿手掌大鱼际外缘出拇指桡侧端。其支脉从腕后桡骨茎突上方分出，经手背虎口部至示食桡侧端，脉气由此与手阳明大肠经相接。

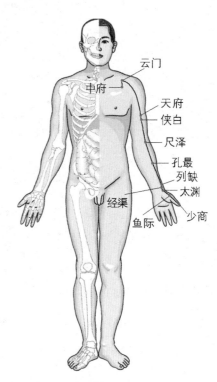

手太阴肺经

手太阴肺经属肺，络大肠，通过横膈，并与胃和肾等有联系，所以，该经病症多表现为发热，恶寒，或汗出中风，肩背痛寒，缺盆中痛，肺胀，咳喘，胸部胀满，心烦，小便数而

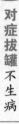

少，少气不足以息，手足心热。

手太阴肺经的经气寅时（3：00—5：00）最旺，肝在丑时把血液吐故纳新之后，将新鲜血液提供给肺，再由肺调配，输布于全身。所以，人在清晨面色红润，精力充沛。寅时，有肺病者反应最为强烈，如剧咳或哮喘而醒，这是气血不足的表现，这时可以吸拔肺经以缓解症状。

寅时为什么要和肺对应起来？肺，是主气的，气，推动血的运行。人体的血是靠气来推动的，气和血的关系如影随形。气滞血止，气行血行。养生讲求人体气机要顺其自然，所以，中医的经脉是从肺经开始的，人体气机也是从肺经开始的。肺经旺的时候睡觉，能够肃降浊气，使肺气清，这样有助于养肺和顺应太阳的天势升起人体阳气，使人一天阳气充足；否则，过了这段好时机就很难发动人体阳气，人体阳气淤积在人体下部不能由命门向上升起，会严重损害人的身心健康。

 ## 宣通肺气，吸拔瘀痰不再咳嗽

咳嗽是呼吸系统最常见的症状之一，是人体的一种保护性反应。当呼吸道黏膜受到异物、炎症、分泌物或过敏性因素等刺激时会反射性地引起咳嗽，多见于冬春季节。本病属中医"咳嗽"范畴，一般分为外感咳嗽（风寒袭肺、风热犯肺、风燥伤肺）和内伤咳嗽（痰湿蕴肺、痰热郁肺、肝火犯肺、肺阴亏耗）。一般来说，拔罐治疗外感咳嗽要祛邪宣肺，化痰止咳，内伤咳嗽要扶正补虚，止咳化痰。

【对症拔罐】

外感咳嗽

拔疗（1）
选穴：肺俞、大椎、身柱、曲池。

操作：单纯拔罐法。在上述穴位上拔罐，留罐10～15分钟。

拔疗（2）

选穴：背部膀胱经。

操作：走罐法。在背部膀胱经第一侧线走罐，至皮肤瘀血为度，隔天1次。

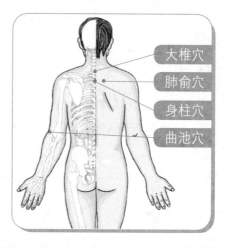

内伤咳嗽

拔疗（1）

选穴：膻中、曲池。

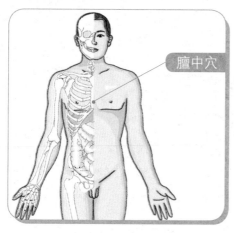

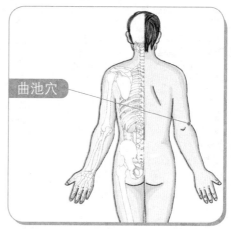

操作：单纯拔罐法。在上述穴位上拔罐，留罐5～10分钟。

拔疗（2）

选穴：定喘、肺俞、肝俞、肾俞。

操作：闪罐法。在上述穴位上闪罐10～20次，以皮肤微红为度。

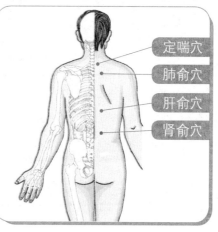

小贴士

　　拔罐治疗咳嗽前，最好先在医院确定没有器质性病变，再尝试此法。咳嗽初起要综合治疗，以免延误并发支气管肺炎，或转为慢性迁延难愈。

怎么拔养脾胃

在五脏中，脾是居中的，它是"仓廪之官"，最大的功能是负责运化。人们吃进来的食物，经由胃消化后，由脾将这些精微物质及水液输送给其他脏器，人的各种活动和器官的运行都要靠它来进行，所以说脾是人体的后天之本。后天养生首要的是养脾胃。

 ## 脾：人体气血运行的"加工厂"

脾胃为气血的生化之源，就是把吃进来的食物和水液，经过消化和吸收，化生为身体所需的营养物质，然后再把这些营养物质输送到全身。这些营养物质包括气和血，所以脾是气血的"加工厂"。脾在气血的生成过程中起着重要的作用，一旦由于气血亏虚影响了脾的正常功能，则会进一步导致气血生成不足，形成恶性循环。除了生化气血，脾脏的主要功能还有主运化、主升举和统血。通过脾的散布达到脏腑组织发挥其营养作用，人体内脏位置的相对稳定依靠的就是脾气的升举作用；脾脏统血的功能体现在控制血液在血管内流动而不逸出血管之外。

如果气血充盈，脾脏得到充足的营养，则脾的运化功能强健，升举有力，统血功能健全，常表现为精力充沛，肢体强健有力，面色红润。如果脾气虚弱，脾生血不足，就会引起贫血，比如再生障碍性贫血就是其中一种。

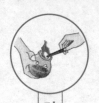

就地取材，养脾健胃多用"脾经"

脾位于中焦，在膈之下。脾主运化水谷精微，为人体气血生化之源，故被称为"仓廪之官""后天之本"。脾属土，中医学认为，脾开窍于口，主肌肉四肢，其经脉与胃相连，形成表里关系。

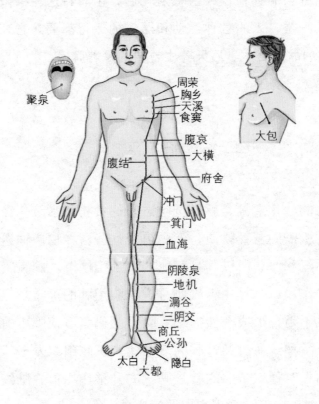

聚泉

周荣
胸乡
天溪
食窦

腹哀
大横

腹结
府舍

冲门

箕门

血海

阴陵泉
地机
漏谷
三阴交
商丘
公孙
太白
大都
隐白

大包

▼足太阴脾经

足太阴脾经起于足大趾内侧端（隐白穴），沿足内侧赤白肉际上行，经内踝前面（商丘穴），上小腿内侧，沿胫骨后缘上行，至内踝上8寸处（漏谷穴），走出足厥阴肝经前面，经膝股内侧前缘至冲门穴，进入腹部，属脾，络胃，向上通过横膈，夹食管旁（络大包，会中府），连于舌根，散于舌下。其支脉从胃部分出，向上通过横膈，于任脉的膻中穴处注入心中，与手少阴心经相接。

足太阴脾经属脾，络胃，与心、肺等有直接联系。本经主治脾胃病、妇科病、前阴病及经脉循行部位的其他病症，如胃脘痛、呕吐、嗳气、腹胀、便溏、黄疸、身重无力、舌根强痛、下肢内侧肿胀、厥冷、足大趾运动障碍等。

脾胃是后天之本、气血生化之源。脾胃位居中焦，同主消化，但各司其职：胃主纳，脾主运。胃喜润恶燥，喜凉恶热；脾喜燥恶湿，喜热怕寒。胃气以通降为和，不降则腹胀便秘，嗳气呃逆。脾气以上升为健，不升易头晕泄泻，四肢困倦，内脏脱垂。所以在养脾的同时还应重视调胃。而十二经脉中与脾胃关系最密切的应该是足太阴脾经和足阳明胃经。

滋养脾的经络首选脾经和胃经。足阳明胃经经气在早晨（7：00—9：00）最旺盛，足太阴脾经在上午（9：00—11：00）最旺盛。7—9时是吃早餐的时间，人在此时段吃早餐最容易消化，吸收也最好。早餐可安排温和养胃的食品，如稀粥、麦片、馒头等。过于燥热的食品容易引起胃火盛，出现嘴唇干裂、唇疮等问题。不吃早餐更易引起多种疾病。"脾主运化，脾统血。"脾是消化、吸收、排泄的总调度，又是人体中血液的统领。脾主肌肉四肢。吃过早餐后，需要依靠脾胃的运化，脾的功能好，消化吸收就好，血气充足，白天工作才干劲十足。脾胃经循行于腿的两侧和胸腹部，吸拔两腿或推摩胸腹都是滋养脾胃的好方法。

调补胃气，防治实虚型呃逆

呃逆俗称"打嗝"，是以气逆上冲，喉间呃呃连声，声短而频，令人不能自主为特征的一种病症，常伴有胸膈痞闷、脘中不适、情绪不安等症状。呃逆中医称"哕""哕逆"，是由饮食不当、情志不和及久病体虚所致。病位在膈，病变脏腑在胃，胃居膈下。胃失和降，膈间气机上逆，上冲喉间，发生呃逆。一般分为实证和虚证两种，突然发作，初起呃声响亮为实证，久病呃逆声低，多属虚证。

【对症拔罐】

实　证

拔疗（1）

选穴：中脘、膈俞、胃俞、内关、足三里。

操作：单纯拔罐法。在上述穴位上拔罐，留罐15分钟，每天1次。

拔疗（2）

选穴：大椎、膈俞、肝俞。

操作：针罐法。先用毫针针刺上述各穴，留针20分钟后拔罐，留罐10分钟，每天1次。

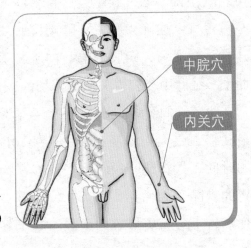

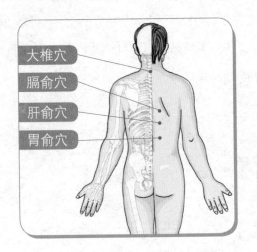

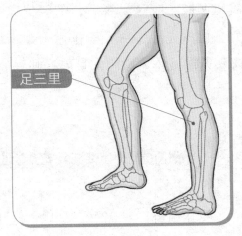

虚　证

选穴：中脘、脾俞、胃俞、肾俞、足三里。

操作：单纯拔罐法。在上述穴位上拔罐，留罐10分钟，每天1次。

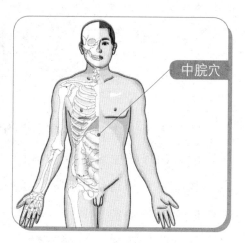

中脘穴

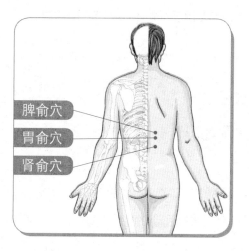

脾俞穴
胃俞穴
肾俞穴

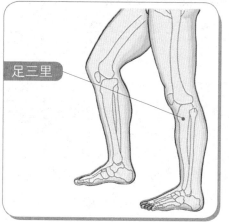

足三里

 小贴士

如呃逆见于危重病后期，正气虚败，呃逆不止，饮食不进，出现虚脱倾向者，应及时送医院诊治，积极治疗原发病，以免贻误病情。平时饮食要适量有节，细嚼慢咽，不过食生冷油腻。

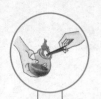

怎么拔养肾

肾为先天之本，是从父母那里得来的。但后天的保养同样重要，对肾后天的保养主要是保护肾精、肾气，不至于让它过早地消耗、用完。肾脏是主管蛰伏的脏器，是人体精气封藏的根本。我们的保健是在促进肾脏的功能，养肾、补肾、护肾、健肾可以防止早衰，延缓肾虚，提高生活质量，延长寿命。人们无法避免肾虚，但完全可以让肾虚来得更晚些，更轻些。

 ## 肾：人体气血储蓄的"银行"

肾为先天之本，肾脏在人的生命活动中起着重要的作用。中医学认为，肾主藏精，精为构成人体和维持人体生命活动的精微物质，是生命之源。我们先天的气血是否充足，关键就要看肾功能是否健全，它决定着我们先天气血的多少，所以把肾称为气血的"仓库"。肾脏还控制着人的生长发育和生殖功能。

在我们人体的生长发育过程中，肾还起一个催化、推动的作用。它贯穿于我们生老病死的整个过程，人体自幼年开始，肾中精气逐渐充盈，形体和智力同步发育；到中年，气血已达到完全充盈状态，形体智力发育健全，体壮结实，骨骼强健，机智敏捷。我们在各个阶段都要注意后天的补养，因为先天之气也要靠后天脾胃来滋养。

如果肾脏气血亏虚，则必定会影响人体的正常生长发育，小儿表现为发育不良、智力低下，成年人则表现为未老先衰、形体消瘦、智力减退、脱发、腰膝酸软、精神萎靡、健忘、精神恍惚、耳鸣耳聋、反应迟钝。肾主生殖发育，肾脏气血亏虚后会严重导致性功能减弱，出现阳痿、早泄等症状。

 ## 就地取材，应经常敲打"肾经"

肾属水。中医学认为，肾为人的先天之本，主生殖发育、藏精充髓、管理水液等。肾开窍于前后二阴，主骨生髓、藏精，主生长、发育、生殖和水液代谢。肾亏精损是引起脏腑功能失调、产生疾病的重要因素之一，故养肾是抗衰防老的重要方法。

足少阴肾经起于足小趾端，斜向于足心（涌泉穴），出于舟骨粗隆下（然骨穴），经内踝后进入足跟，再向上沿小腿内侧后缘上行，出腘窝内侧，直至大腿内侧后缘，入脊内，穿过脊柱，属肾，络膀胱。其腰部的直行支脉从肾上行，通过肝脏，上经横膈，进入肺中，沿喉咙，上至舌根两侧：其肺部支脉从肺中分出，络于心，流注于胸中（膻中穴），与手厥阴心包经相接。

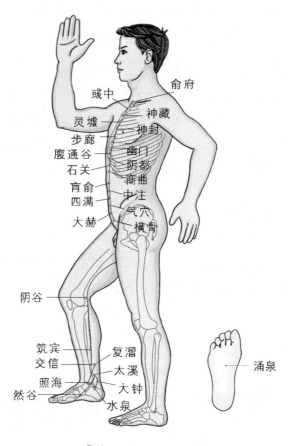

▼足少阴肾经

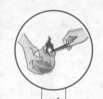

足少阴肾经属肾，络膀胱，与肝、肺、心有直接联系。中医学认为，肾为水火之脏，如缺乏肾的温煦和滋养，便会出现水肿、便秘、腹泻等症状。此外，循经的部位如腰部及喉咙的疼痛都显示肾经的问题。本经穴位主治妇科疾病，前阴病，肾、肺、咽喉病及经脉循行部位的其他病症。

肾经是一条关乎一个人一生幸福的经络，要想提高自身的生活质量，就必须照顾好肾经。保养肾，用手掌或者按摩槌之类的工具沿着肾经循行的大致路线拍拍、敲敲，对肾经进行刺激就能收到很好的养肾效果。

足太阴肾经在酉时（17：00—19：00）经气最旺，因此这时吸拔肾经的效果是最好的。肾精充足，肾就会变得强大，整个人充满了活力，所有问题也就迎刃而解了。人们也可以充分利用肾经上的重要穴位来改善肾虚，对一些与改善肾虚有关的穴位如涌泉穴、太溪穴、然谷穴、大钟穴、复溜穴等进行推揉、敲打的过程，其实就是对经络进行疏通，使其将气血营养输送到全身的过程。坚持敲肾经有助于改善身体虚弱的状态，提高人的抗病能力，起到补肾防衰的功效，而且没有任何不良反应。

"肾藏生殖之精和五脏六腑之精。肾为先天之根。"人体经过申时（15：00—17：00）泻火排毒，肾在酉时进入贮藏精华的阶段。此时不宜做太强烈的运动，也不宜大量喝水。而与肾经相表里的足太阳膀胱经在申时经气最旺。膀胱贮藏水液和津液，水液排出体外，津液循环在体内。若膀胱有热，可致膀胱咳，咳而遗尿。申时人体体温较高，阴虚的人最为突出。此时适当的活动有助于体内津液循环，喝滋阴泻火的茶水对阴虚的人有益。膀胱经是人体中阳气最盛的一条经，肾经与膀胱经经气在足部相接，所以按摩膀胱经和肾经，一阴一阳相互补充，更能补益肾脏。

 ## 补气壮骨，趁早预防"骨质疏松"

骨质疏松多见于老年人，是一种骨组织显微结构受损等各种原因引起的全身骨代谢性障碍。主要表现为单位体积内骨量降低，骨矿成分和骨基质等比例不断减少，骨质变脆，骨小梁数量减少，骨脆性增加，骨折危险度增高，骨基质有机成分及钙盐沉着均减少，但基本结构保持不变。骨折和腰背痛是本病常见的就医原因。本病属中医的"痿证"范畴，病机为肾虚不足。

【对症拔罐】

部位：足太阳膀胱经循行线路。

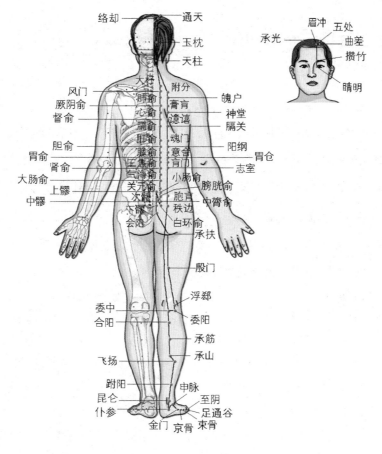

足太阳膀胱经

操作：单纯拔罐法。在背部足太阳膀胱经循行线路上纵向拔罐，常规拔罐4～8个，留罐10～15分钟，隔天1次。

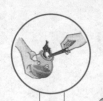

小贴士

因本病的病机为肾虚不足，益肾则充髓壮骨，健脾使食物的精微物质充分吸收，后天补充骨髓。所以食疗应采用益肾健脾的食物。同时，患者要适度活动，多晒太阳，以利于钙质的吸收。

益肾壮骨，趁早预防"足跟痛"

足跟痛多见于中老年人。轻者走路、久站才出现疼痛；重者足跟肿胀，不能站立和行走，平卧时亦有持续酸胀或刺样、灼热样疼痛，痛时甚至牵扯及小腿后侧，常伴有腰膝酸软、神疲倦怠、肢冷等症状。病因与骨质增生、跗骨窦内软组织劳损、跟骨静脉压增高等因素有关。中医学认为，本病系年老肾虚，体质虚弱，肾阴阳俱亏，不能温煦和滋养足少阴肾经循行线路上的筋骨，跟骨失养，致使劳损而发生疼痛，或因风、寒、湿邪侵袭，致使气滞血瘀，经络受阻而发生疼痛。

【对症拔罐】

拔疗（1）

选穴：太溪、照海、阿是穴。

操作：针罐法。对上述穴位消毒后，用三棱针点刺每个穴位2～3下，然后用火罐吸拔于放血处并留罐一段时间，使之出血，起罐后用酒精棉按压擦净。

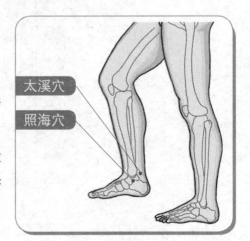

太溪穴
照海穴

拔疗（2）

选穴：三阴交、昆仑、太溪、照海。

操作：针罐法。先用常规方法对上述穴位进行消毒，然后用毫针针刺，得气后留针10分钟左右，出针后拔罐，留罐10分钟，每天1次，5次为1个疗程。

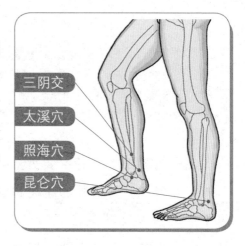

三阴交

太溪穴

照海穴

昆仑穴

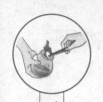

怎么拔养肝

在中医理论中，肝主要负责藏血和疏泄。它就像一个物流中心，负责管理全身各种物质的流通和运输。当人们休息或情绪稳定时，大量不用的血液就贮藏在肝，当劳动或情绪激动时，肝就排出这些血液，供应机体活动的需要。另外，通过肝的疏泄功能，气血才得以正常运行，精神情志也才能畅达。所以养肝护肝是相当重要的。

 ## 肝：人体气血运行的"交通枢纽"

肝脏的主要功能为主疏泄和主藏血，肝具有维持全身气机疏通畅达、通而不滞、散而不郁的作用。肝脏还是一个储血器官，由脾胃化生的血液，并不会直接全部用完，那一部分剩余的血液就会藏在肝脏中。这两方面的功能是肝血、肝气、肝阴、肝阳的共同作用产生的，同样正是因为肝脏的这些功能决定肝脏在气血的生成过程中起着主要的作用。

肝脏主疏泄，一旦气血失常、生成不足或者消耗过大使肝脏气血亏虚时，直接导致气机不畅，使肝脏的疏泄功能失常，疏泄不及造成肝气郁结，表现为精神抑郁、困乏无力、胸胁胀满等；疏泄太过容易造成肝气上逆，表现为急躁易怒、心烦失眠、耳目胀痛、面红目赤。肝主藏血，肝脏气血亏虚后，使肝脏藏血不足，肝血亏虚，肝体失养，阴不止阳，肝阳上亢可出现眩晕、头胀、口舌生疮等症状。肝血不足，肝脏的调节血流量失常，会导致机体众多部位供血减少，脏腑组织失养而产生病变。肝气虚，则藏血失常，收摄无力，临床表现为吐血、女性月经量过多或者崩漏。

就地取材，养肝护肝就用"肝经"

肝属木，中医学认为，肝主筋，支配着全身肌肉、关节。肝开窍于目，主疏泄和藏血功能。

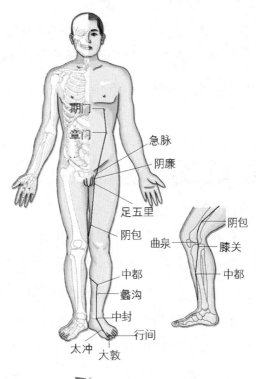

▼足厥阴肝经

足厥阴肝经起于足大趾爪甲后丛毛处（大敦穴），沿足背内侧向上，经过内踝前一寸处（中封穴），上行小腿内侧（经过足太阴脾经的三阴交穴），至内踝上八寸处交出于足太阴脾经的后面，至膝腘内侧（曲泉穴）沿大腿内侧中线，进入阴毛中，环绕过生殖器，至小腹，夹胃两旁，属肝，络胆，向上通过横膈，分布于胁肋部，沿喉咙之后，向上进入鼻咽部，连接目系（眼球后的脉络联系），上经前额到达巅顶与督脉交会。其目系支脉从目系走向面颊的深层，下行环绕口唇之内；其肝部支脉从肝分出，穿过横膈，向上流注于肺（交于手太阴肺经）。

足厥阴肝经属肝，络胆，与肺、胃、肾、脑有联系。主治肝病、妇科病、前阴病以及经脉循行部位的其他病症，如腰痛、胸满、呃逆、遗尿、小便不利、疝气、少腹肿等症。

足厥阴肝经在丑时（1：00—3：00）经气最旺，这时人体的阴气开始下降，阳气开始上升，这时应该安静地休息，以与自然之气相应，这是对肝最好的保养。手足厥阴同气相应，可改在同名经手厥阴心包经旺时吸拔，也就是晚上19—21时，来养肝补肝以去其疾。心情不畅时在肝经的期门穴和胆经的日月穴上拔罐是对肝胆最好的养护。

疏肝化瘀，轻松吸拔预防"脂肪肝"

脂肪肝是指由于各种原因引起的肝细胞内脂肪堆积过多的病变。正常肝内脂肪占肝重的3％～4％，若脂肪含量超过肝重的5％即为脂肪肝，严重者脂肪量可达40％～50％。脂肪肝的临床表现多样，轻度脂肪肝多无临床症状，易被忽视。中重度脂肪肝有类似慢性肝炎的表现，如食欲缺乏、疲倦乏力、恶心、呕吐、体重减轻、肝区或右上腹隐痛等症状。中医学认为，本病多因肝郁脾虚、湿热内蕴，或饮食不节、长期营养不良等而致肝胆湿热蕴结、瘀血阻滞所致。

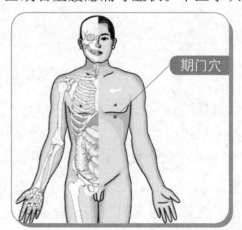

期门穴

【对症拔罐】

选穴：脾俞、肝俞、期门、足三里。

操作：刺络罐法。先用常规方法对上述穴位进行消毒，接着用三棱针点刺各穴，以微出血为度，再在各穴上拔罐，留罐10～15分钟。每天1次，10次为1个疗程。

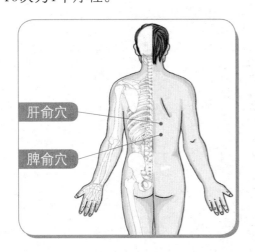

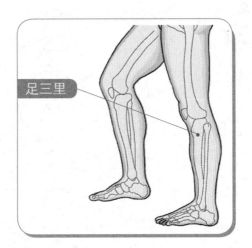

小贴士

　　脂肪肝患者拔罐治疗应为辅，中西医结合药物治疗应为主。每天坚持适当的体育运动，以加强体内脂肪的消耗。日常饮食中要控制脂肪和糖类的摄入，少盐、戒酒，多食粗纤维食物。

第三章

男女有别：女人养阴，男人养阳

养生，男女有别：从中医阴阳来看，女人属阴，为阴柔之体，养生当养阳；男人属阳，为阳刚之体，养生当养阴。那么，如何拔养阴，怎么拔养阳呢？总起来看，女人拔罐当重任脉，男人拔罐当重督脉，各取所需，对号入座。

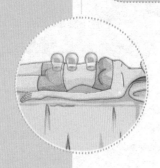

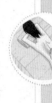

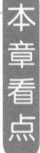

本章看点 ▼

- 滋阴回阳保健康
- 怎么拔女人养阴
- 怎么拔男人养阳

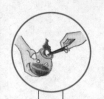

滋阴回阳保健康

养生，众所周知，阴阳平衡百病消，所以，要想健健康康，就要防止体质过阴或者过阳。拔罐回阴养阳，根据个人情况，因人而异，就能调节阴阳，身体健康。

 ## 要想健康寿命长，全靠调阴阳

生命是一种内稳定状态，这种稳定取决于阴阳的平衡。一旦阴阳失调，平衡被打破了，人就会生病。所以，人要获得长期的健康，就必须时刻保持阴阳的平衡。养生养的是什么？养的就是阴阳，只有阴阳调和，人们才能不生病。

世界上的万事万物，归根结底，可以分为两类：一为阴，一为阳。如：男为阳，女为阴；外为阳，内为阴；背为阳，腹为阴；头为阳，足为阴；体表为阳，内脏为阴；皮肤为阳，肌肉筋骨为阴。阴阳是两种相互对立的能量，它们一正一负，一左一右，一上一下，一前一后，相互制约，彼此依存。人体虽然复杂，但说到底，也只存在两种能量：一是阴，一是阳。这两种能量不断变化，便有了人的生、老、病、死。《黄帝内经》中说："阴阳者，天地之道也，万物之纲纪，变化之父母，生杀之本始，神明之府也，治病必求于本。"其实说的就是阴阳。

人的一生离不开生、老、病、死。生就是阴与阳这两种能量在身体内聚合，获得了暂时的统一；老是阴阳在体内不断变化、衰减；病是阴阳这两种能量在身体内出现了失调；死是阴阳这个统一体的瓦解。生命是一种不上不下、阴阳平衡的状态，如果这种平衡状态被彻底打破了，生命也就结束了。生命结束之后，阴阳就分离了。

人身上的疾病不管有多少种，有多么难治，但病理只有一个，那就是阴阳失调。可见，阴阳平衡是人体的最高境界，如果偏阴或偏阳，就会产生疾病，阴阳两安，则天下无事。

 ## 阴阳是总纲，阴虚生热，阳虚生寒

人的身体内有两种能量：一为阴，一为阳。阳属于上升的、活跃的。它在外奋勇完成人体各组织器官的功能；而阴则是下降的、静止的。它在内是阳的"加油站"，为身体不断地储备和提供能量。阴阳这两种能量必须平衡，身体才能健康。一个人如果身体内阴的能量多了，他就会感到寒冷；如果阳的能量多了，他就会感到燥热。《黄帝内经》说："阳盛则热，阴盛则寒。"所以，调阴阳先要从寒热开始，寒热平衡了，阴阳也就平衡了。

养生其实很简单，就是要知冷知热。天冷了，多穿一件衣服，天热了，脱掉一件衣服，这就是养生，也就是在调阴阳，阴阳协调了，就会百病不生。但是，如果你不知冷知热，让大自然中阴的能量进入了身体，就会打乱身体内阴阳的平衡，中医将进入身体内的阴能量称为"寒邪"，而把进入身体内的阳能量称"热邪"。如果一个人的身体受了"寒邪"和"热邪"，怎么办呢？办法也很简单，就是用大自然中热的能量将寒邪赶出体外，用大自然中寒的能量将热邪清理掉。寒邪和热邪离开了身体，身体内阴阳平衡了，体温也就正常了。

中医最终会落实到两个字上面：寒热。寒就是身体内阴的能量多了，热就是身体内阳的能量多了，使阴阳失去了平衡。中医学认为，健康的状态就是阴阳平衡，不冷不热。不健康的状态有两种：一是偏阴而寒；一是偏阳而热。所以，中医养生说到底，就是调整身体的寒热状态，从而使身体达到阴阳平衡。

中医诊病，最先要做的就是辨明阴阳，查清盈亏，然后调和均匀。

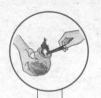
怎么拔女人养阴

任脉为诸条阴经交会之脉，故称"阴脉之海"，具有调节全身阴经经气的作用。任脉循行于胸腹正中线，上连心肺，中经脾胃，下通肝肾。任脉上的穴位分布在面、颈、胸、腹的前正中线上。

 曲骨穴：调经止带，预防带下病

曲，隐秘也；骨，肾主之水也。该穴名意指会阴穴提供的阴湿水气，至本穴后聚集于天之下部，如隐藏于天部的肾水一般，故名。

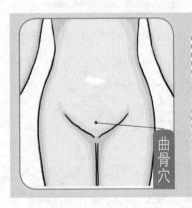

曲骨穴

【精确定位】在下腹部，当前正中线上，耻骨联合上缘的中点处。

【简易取穴】位于下腹部，前正中线上，从下腹部垂直向下摸到一横着走向的骨性标志，在其上缘即是。

【功效主治】通经活络，固本养阴。适用于治疗月经不调、赤白带下、痛经等症。

【拔罐指导】根据受术者体形，选择大小适当的火罐或抽气罐吸拔于曲骨穴上，留罐10～15分钟，每天1次。

中极穴：通利膀胱，预防崩漏带下

中，与外相对，指穴内；极，屋之顶部横梁也。该穴名意指曲骨穴传来的阴湿水气，上升至中极穴时已达到其所能上升的最高点，故名。

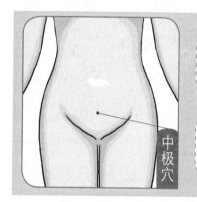

中极穴

【精确定位】在下腹部，前正中线上，当脐中下4寸。

【简易取穴】位于下腹部，正中线上，肚脐中央向下5横指处即是。

【功效主治】通经活络，固本养阴。适用于治疗小便不利、遗溺不禁、月经不调、阴痛、阴痒、痛经、带下、崩漏、产后恶露不止等症。

【拔罐指导】根据受术者体形，选择大小适当的火罐或抽气罐吸拔于中极穴上，留罐10～15分钟，每天1次。

关元穴：回阳补气，调补虚劳体弱

关，关卡也；元，元首也。该穴名意指任脉气血中的滞重水湿在此关卡不得上行，本穴物质为中极穴吸热上行的天部水湿之气，至本穴后，大部分水湿被冷降于地，只有小部分水湿之气吸热上行，本穴如同天部水湿的关卡一般，故名。关元穴就像人身体的一个阀门，将人的一身真元关在体内不泄露，中医学认为，它是男子藏精、女子蓄血之处，是人体元气蓄积的地方，是人身上元阴、元阳的交汇之处，所以刺激关元穴的补益作用十分显著。刺激关元穴，可以使肾气活跃，补充肾气。

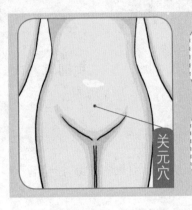

关元穴

【精确定位】在下腹部，前正中线上，当脐中下3寸。

【简易取穴】位于下腹部，正中线上，肚脐中央垂直向下4横指处即是。

【功效主治】培肾固本，养阴回阳。适用于调治女性阴虚所致的疲惫、羸瘦无力、小腹疼痛、眩晕等症。

【拔罐指导】根据受术者体形，选择大小适当的火罐或抽气罐吸拔于关元穴上，留罐10～15分钟，每天1次。

气海穴：升阳补气、强身保健的要穴

气海穴为元气的生发地，为强壮保健的要穴。气，气态物也；海，大也。该穴名意指石门穴传来的弱小水气，至本穴后，水气吸热胀散而化为充盛的天部之气，本穴如同气之海洋，故名。气海穴位于两肾之间，是人体先天元气汇集之处，与人的元气相通，是元阳之本、真气生发之处，更是人体生命动力之源泉，具有培补元气、回阳固脱的作用，凡是元气不足、元气虚弱的人都可以通过刺激它得到改善。通过刺激此穴能够鼓舞脏腑经络气血的新陈代谢，使之流转循环自动不息，生命因此得以维持。

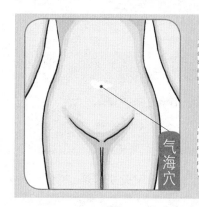

【精确定位】在下腹部，前正中线上，当脐中下1.5寸。

【简易取穴】位于下腹部，正中线上，肚脐中央垂直向下2横指处即是。

【功效主治】培肾固本，养阴回阳。适用于调治绕脐腹痛、水肿鼓胀、脘腹胀满、水谷不化、大便不通、泄泻、月经不调、痛经、经闭、崩漏、带下、阴挺、产后恶露不止、胞衣不下等症。

【拔罐指导】根据受术者体形，选择大小适当的火罐或抽气罐吸拔于气海穴上，留罐10～15分钟，每天1次。

 ## 神阙穴：回阳救逆，防病养病的重中之重

神阙穴即人们日常所说的肚脐眼，位于腹部中央，是循行于人体前面正中线任脉上的要穴。"神"是尊、上、长的意思，指父母或先天。"阙"是牌坊的意思。"神阙"意指这个穴位是先天或前人留下的标记。

任脉循行于胸腹正中线，上连心肺，中经脾胃，下通肝肾，脐为任脉经气的汇聚之处，奇经八脉的任、带、冲脉都从脐部循行而过，五脏六腑的心肺、脾胃、大小肠、膀胱、子宫等都和它发生着密切的联系，所以神阙穴为经气之海、五脏六腑之本，神阙穴的保健是防病养生的重中之重。小腹居于下焦的阴寒之地，为"阴中至阴"，如果饮食生冷或者腹部受凉，就会引起腹痛、腹胀、腹泻等病症，这是大肠排毒的一种反应，不要急于进医院，马上在神阙穴上拔罐，有神效。经常在神阙穴上拔罐具有健脾强肾、回阳救逆、和胃理肠、行气利水、散结通滞、活血调经的作用。

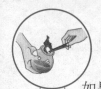

如果能在拔罐之后直接将药物敷于脐部，则效果更加显著。

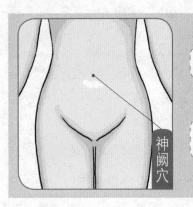

【精确定位】在腹中部，脐中央。

【简易取穴】位于肚脐正中央处即是。

【功效主治】培元固本，养阴救逆。适用于治疗阴虚所致的四肢厥冷、肠炎、形惫体乏、绕脐腹痛、水肿鼓胀、脱肛、泄泻、便秘、小便不禁、五淋、妇女不孕症等。

【拔罐指导】根据受术者体形，选择大小适当的火罐或抽气罐吸拔于神阙穴上，至皮肤充血或轻度瘀血即可起罐。需要注意的是，脐部皮肤很薄，罐内负压不宜过大，拔罐时间不宜过长，一般留罐5～15分钟即可。

 水分穴：健脾化湿，一切水肿都能防

水，地部水液也；分，分开也。该穴名意指神阙穴传来的冷降经水及下脘穴传来的地部经水至本穴后，经水循地部分流而散，故名。

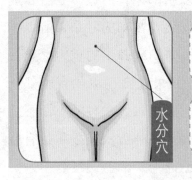

【精确定位】在上腹部，前正中线上，当脐中上1寸。

【简易取穴】位于上腹部，肚脐中央向上1横指处。

【功效主治】健脾和胃，祛湿消肿。适用于治疗阴虚所致的腹痛、腹胀、肠鸣、泄泻、反胃、水肿等症。

【拔罐指导】根据受术者体形，选择大小适当的火罐或抽气罐吸拔于水分穴上，留罐10～15分钟，每天1次。

下脘穴：消积化滞，腹胀、呕吐双面调

下，下部也；脘，空腔、空管也。该穴名意指任脉上部经脉下行而至的地部经水，至本穴后则继续循脉而下行，如同流向下部的巨大空腔，故名。

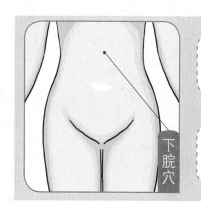

下脘穴

【精确定位】在上腹部，前正中线上，当脐中上2寸。

【简易取穴】位于上腹部正中线上，肚脐中央垂直向上3横指处即是。

【功效主治】健脾和胃，止呕。适用于治疗阴虚所致的腹胀、呕吐、食谷不化、肠鸣、泄泻等症。

【拔罐指导】根据受术者体形，选择大小适当的火罐或抽气罐吸拔于下脘穴上，留罐10～15分钟，每天1次。

建里穴：健脾和胃，腹不胀，肠不鸣

建，建设也；里，与表相对，此指肚腹内部也。该穴名意指中脘穴传

来的地部经水，至本穴后，经水循本穴的地部孔隙注入体内，注入体内的经水有降低体内温压的作用，故名。

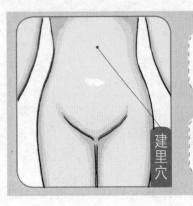

【精确定位】在上腹部，前正中线上，当脐中上3寸。

【简易取穴】位于上腹部正中线上，肚脐中央垂直向上4横指处即是。

建里穴

【功效主治】健脾安胃，调肠止呕。适用于治疗阴虚所致的胃脘疼痛、腹胀、呕吐、食欲不振等症。

【拔罐指导】根据受术者体形，选择大小适当的火罐或抽气罐吸拔于建里穴上，留罐10~15分钟，每天1次。

中脘穴：理气止痛，胃不痛，睡得香

中，指本穴相对于上脘穴、下脘穴二穴而为中也；脘，空腔也。该穴名意指任脉上部经脉的下行经水，至本穴后，经水继续向下而行，如流入任脉下部的巨大空腔，故名。

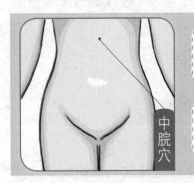

【精确定位】在上腹部，前正中线上，当脐中上4寸。

【简易取穴】位于上腹部正中线上，肚脐中央垂直向上5横指处即是。

中脘穴

【功效主治】健脾安胃，养阴安神。适用于治疗阴虚所致的胃脘痛、腹胀、呕吐、呃逆、反胃、纳呆、食谷不化、失眠等症。

【拔罐指导】根据受术者体形，选择大小适当的火罐或抽气罐吸拔于中脘穴上，留罐10~15分钟，每天1次。

 膻中穴：宽胸理气，气不喘，胸不闷

膻，羊臊气或羊腹内的膏脂也，此指穴内气血为吸热后的热燥之气；中，与外相对，指穴内。该穴名意指中庭穴传来的天部水湿之气，至本穴后进一步吸热胀散而变化为热燥之气，如羊肉带有腥臊气味一般，故名。心为君主之官，膻中穴是心包经的募穴，又是全身的气会，心包是通过气的作用代心发号施令，统领全身气血正常运行，故中医说："气聚膻中。"膻中穴也是现代医学认为胸腺的所在部位。胸腺是身体产生免疫细胞最重要的地方，在免疫系统中发挥着关键作用。经常刺激、保护它，它就会保持在最活跃的状态。日常保养是用手大鱼际部位连续上下快速在膻中穴上下擦至发热，一股股的热就会由里到外通达全身。

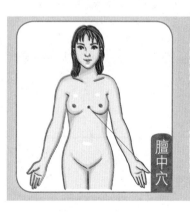

膻中穴

【精确定位】在胸部，当前正中线上，平第4肋间，两乳头连线的中点。

【简易取穴】位于胸部，由锁骨向下数至第4肋间隙，正中线上即是。

【功效主治】开胸除烦，顺气养阴。适用于调治阴虚所致的咳嗽、气喘、胸痹、心痛、心悸、心烦、产妇少乳等症。

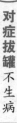

【拔罐指导】根据受术者体形，选择大小适当的火罐或抽气罐吸拔于膻中穴上，留罐10～15分钟，每天1次。

玉堂穴：宽胸化痰，不咳嗽、气喘

玉，金之属也，指穴内气血为肺金之性的天部之气。堂，厅堂也。该穴名意指膻中穴热胀上行的热燥之气，至本穴后此气散热冷缩而为凉性水气，且为聚集穴内，故名。

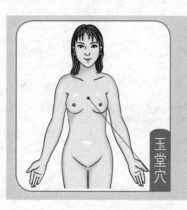

玉堂穴

【精确定位】在胸部，当前正中线上，平第3肋间。

【简易取穴】位于胸部，由锁骨向下数至第3肋间隙，正中线上即是。

【功效主治】宽胸理气，养阴活络。适用于治疗阴虚引起的咳嗽、气短、喘息、喉痹咽肿、呕吐寒痰、两乳肿痛等症。

【拔罐指导】根据受术者体形，选择大小适当的火罐或抽气罐吸拔于玉堂穴上，留罐10～15分钟，每天1次。

承浆穴：祛风通络，防治口眼歪斜

承，承受也；浆，水与土的混合物也。该穴名意指胃经地仓穴传来的地部经水以及任脉廉泉穴冷降的地部水液，至本穴后为聚集之状，本穴如同地部经水的承托之地，故名。

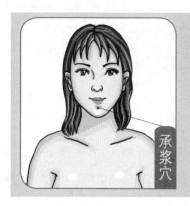

【精确定位】在面部，当颏唇沟的正中凹陷处。

【简易取穴】位于下嘴唇下方，下巴中央的浅沟正中凹陷处即是。

【功效主治】通经活络，养阴敛液。适用于治疗口眼歪斜、唇紧、面肿、齿痛、齿衄、龈肿、流涎、口舌生疮等症。

【拔罐指导】根据受术者体形，选择大小适当的火罐或抽气罐吸拔于承浆穴上，留罐10～15分钟，每天1次。

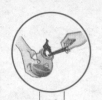

怎么拔男人养阳

男人养生当养阳，督脉统领一身阳气，属阳脉，所以，男人拔罐拔督脉，可以温关通窍，补虚养阳。如何拔罐？督脉"土生土长"的要穴就是养阳的"良药"，腰阳关穴，强腰补肾，命门穴补肾壮阳……一路循行，让男人走上健康之路。

养阳原则：温关通窍，男人养阳的秘诀

养生其实并不复杂，养生的含义之一就是养成好的生活习惯，当你对身体的保养形成一种日常习惯时，健康就在不知不觉中向你靠近了。

腰阳关穴，强腰补肾，防腰痛下肢痿痹

腰，穴在腰部也；阳，阳气也；关，关卡也。该穴名意指腰俞穴传来的水湿之气，在上行至本穴的过程中是散热吸湿，至本穴后滞重的水湿之气不能继续上行，本穴如同督脉水湿上行的关卡一般，故名。本穴所在的腰椎位置是人体上下、左右活动的最大承受着力处，阳气至此，最容易受到阻滞，故凡疲劳过度或阳气不足，多表现在此酸痛，特别是腰椎间盘容易滑脱的地方。故本穴是治疗肾气不足、男科腰膝酸痛、坐骨神经痛、腰椎间盘突出的重要穴位。

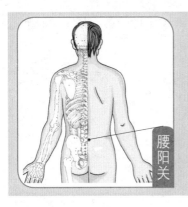

【精确定位】在腰部，当后正中线上，第4腰椎棘突下凹陷中。

【简易取穴】两侧髂前上棘连线与脊柱的交点处，有一凹陷处即是。

【功效主治】舒经活络，养阳祛寒。适用于治疗阳虚所致的腰骶疼痛、下肢痿痹、遗精、阳痿、便血等症。

【拔罐指导】根据受术者体形，选择大小适当的火罐或抽气罐吸拔于腰阳关穴上，留罐10～15分钟，以皮肤出现瘀血为度，隔天吸拔1次。

 ## 命门穴：补肾壮阳，阳气虚弱者宜常吸拔

命门穴是人体四大强壮穴之一。命，人之根本也。门，出入的门户也。该穴名意指脊骨中的高温高压阴性水液由此外输督脉。本穴因其位处腰背的正中部位，内连脊骨，在人体重力场中为位置低下之处，脊骨内的高温高压阴性水液由此外输体表督脉，本穴外输的阴性水液有维系督脉气

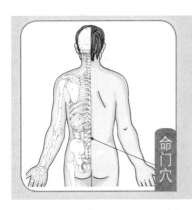

【精确定位】在腰部，当后正中线上，第2腰椎棘突下凹陷中。

【简易取穴】肚脐水平线与后正中线交点处，按压有凹陷处即是。

血流行不息的作用，为人体的生命之本，故名。命门穴位于后背两肾之间，与前面的神阙穴相对，为两肾所生的元气出入督脉的门户、生命气化的根本。命门穴与生命攸关的肾阳气密切有关，吸拔命门穴可培补肾阳，强腰补肾。

【功效主治】补肾壮阳，通经活络。适用于治疗阳虚所引起的虚损腰痛、泄泻、遗精、阳痿、早泄、五劳七伤、手足逆冷等症。

【拔罐指导】根据受术者体形，选择大小适当的火罐或抽气罐吸拔于命门穴上，留罐10～15分钟，以皮肤出现瘀血为度，可3天吸拔1次。

悬枢穴：强壮腰脊，轻松吸拔腰脊不痛

悬，吊挂也；枢，枢纽也。该穴名意指命门穴和脊中穴传来的水湿之气，至本穴后由本穴横向外传腰脊各部，穴内气血如同天部中吊挂的水湿之气，故名。

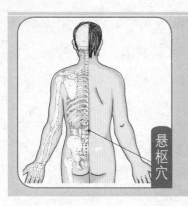

悬枢穴

【精确定位】在腰部，当后正中线上，第1腰椎棘突下凹陷中。

【简易取穴】先找到第4腰椎，再向上数3个椎体，当其棘突下凹陷处即是。

【功效主治】通调肠气，助阳健脾。适用于治疗阳虚所致的腰脊僵痛、腹胀、腹痛、腰背神经痉挛等症。

【拔罐指导】根据受术者体形，选择大小适当的火罐或抽气罐吸拔于悬枢穴上，留罐10～15分钟，以皮肤出现瘀血为度，每天1次。

中枢穴：益肾利湿，远离呕吐、腹胀

中，指穴内气血所处为天、地、人三部中的中部；枢，枢纽也。该穴名意指脊中穴传来的阳热之气，至本穴后则化为天之中部的水湿风气，水湿风气由本穴外输脊背各部，本穴如同督脉气血外输脊背的枢纽一般，故名。

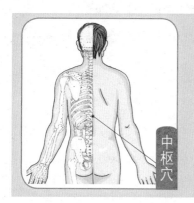

【精确定位】在背部，当后正中线上，第10胸椎棘突下凹陷中。

【简易取穴】双手下垂，于两侧肩胛下角连线与后正中线相交处，向下数3个椎体，其下缘凹陷处即是。

【功效主治】清热止痛，养阳利湿。适用于治疗呕吐、腹满、胃痛、食欲缺乏、腰背痛等症。

【拔罐指导】根据受术者体形，选择大小适当的火罐或抽气罐吸拔于中枢穴上，留罐10～15分钟，以皮肤出现瘀血为度，每天1次。

 ## 至阳穴：宽胸利膈，心痛、胃痛就找它

至，极也；阳，阳气也。该穴名意指筋缩穴传来的水湿之气，至本穴后，因受督脉络脉所传之热而化为天部阳气，穴内气血为纯阳之性，故名。本穴与横膈持平，经气至此从膈下的阳中之阴到达膈上的阳中之阳。就如蛇有七寸一样，至阳穴就是人的七寸。该穴下的体腔内，上为肺，下

为胃，根据腧穴的局部相邻近主治作用，故至阳穴为治疗消化和呼吸系统病症的常用穴。平时常吸拔此穴，身体轻健不易疲劳，还能预防心绞痛。

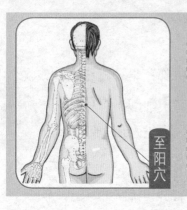

至阳穴

【精确定位】在背部，当后正中线上，第7胸椎棘突下凹陷中。

【简易取穴】双手下垂，两侧肩胛下角连线与后正中线相交处椎体下缘凹陷处即是。

【功效主治】宽胸利膈，养阳缓痛。适用于治疗胸胁胀痛、腹痛、胃痛、胃酸过多、心绞痛、身热等症。

【拔罐指导】根据受术者体形，选择大小适当的火罐或抽气罐吸拔于至阳穴上，留罐10～15分钟，以皮肤出现瘀血为度，每天1次。

神道穴：养心安神，预防心悸不失眠

神，天之气也；道，通道也。该穴名意指灵台穴传来的阳气，在上行至本穴的过程中，此气由天之上部冷降至天之下部，并循督脉的固有通道而行，故名。

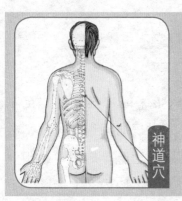

神道穴

【精确定位】在背部，当后正中线上，第5胸椎棘突下凹陷中。

【简易取穴】双手下垂，于两侧肩胛下角连线与后正中线相交处向上数2个椎体，下缘凹陷处即是。

【功效主治】清热平喘，养阳安神。适用于治疗阳虚所致的心痛、惊悸、怔忡、失眠、健忘等症。

【拔罐指导】根据受术者体形，选择大小适当的火罐或抽气罐吸拔于神道穴上，留罐10～15分钟，以皮肤出现瘀血为度，每天1次。

 ## 身柱穴：宣肺止咳，"咳"不容缓

身，身体也；柱，支柱也。该穴名意指神道穴传来的阳气至本穴后，此气因受体内外传之热而进一步胀散，胀散之气充斥穴内并快速循督脉传送，使督脉的经脉通道充胀，如皮球充气而坚可受重负一般，故名。

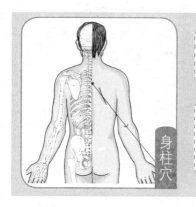

【精确定位】在背部，当后正中线上，第3胸椎棘突下凹陷中。

【简易取穴】位于背部，两侧肩胛下角连线，与后正中线相交处向上数4个椎体，下缘凹陷处即是。

【功效主治】镇咳宁神，养阳清热。适用于治疗阳虚所致的身热头痛、感冒、咳嗽、气喘等症。

【拔罐指导】根据受术者体形，选择大小适当的火罐或抽气罐吸拔于身柱穴上，留罐10～15分钟，以皮肤出现瘀血为度，每天1次。

 ## 陶道穴：熄风安神，去除热病不头痛

陶，金玉之属也，此指穴内物质为天部肺金之性的温热之气；道，通行的道路也。该穴名意指身柱穴传来的强劲阳气，至本穴后，虽散热化为温热之性，但仍循督脉道路向上而行，故名。

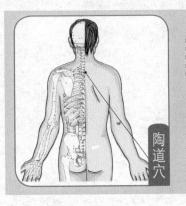

陶道穴

【精确定位】在背部，当后正中线上，第1胸椎棘突下凹陷中。

【简易取穴】低头，位于颈背交界椎骨高突处垂直向下数1个椎体，下缘凹陷处即是。

【功效主治】通经活络，清热解表。适用于治疗阳虚所致的头痛项强、恶寒发热、咳嗽、气喘、骨蒸潮热、胸痛、脊背酸痛、疟疾、癫狂等症。

【拔罐指导】根据受术者体形，选择大小适当的火罐或抽气罐吸拔于陶道穴上，留罐10～15分钟，以皮肤出现瘀血为度，每天1次。

大椎穴：解表清热，不怕热病不畏寒

大椎穴为"诸阳之会"，为手三阳经、足三阳经与督脉的交会穴，位于人体背部之上，故本穴为纯阳主表的穴位。阳主表，取之通阳解表以清热，为解表退热的常用穴。此穴对各种急性传染病都有退热作用，在大椎穴拔罐或刮痧对外感引起的热度高、病程短的患者退热效果特别好。常拔此穴，具有调节阴阳、疏通经络、行气活血、清热解毒、增强抵抗力、提高免疫力的功效。而身体怕冷温灸大椎穴具有温暖全身的作用。因其位于项部，下邻心肺，故也是治疗项强、咳喘、气逆等的常用穴。

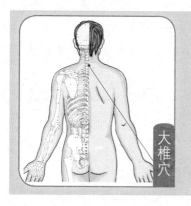

【精确定位】在后正中线上，第7颈椎棘突下凹陷中。

【简易取穴】低头，位于颈背交界椎骨高突处，椎体下缘凹陷处即是。

【功效主治】清热解表，消炎止痛。适用于治疗阳虚所致的热病、咳嗽、喘逆、骨蒸潮热、项强、中暑、呕吐、风疹等症。

【拔罐指导】根据受术者体形，选择大小适当的火罐或抽气罐吸拔于大椎穴上，留罐10~20分钟，以皮肤出现瘀血为度，每天1次。

哑门穴：通络开窍，声哑重舌找哑门

哑，发不出声也，此指阳气在此开始衰败。门，出入的门户也。该穴名意指大椎穴传来的阳热之气，至本穴后因其热散而收引，阳气的散热收引太过则使人不能发声，故名。

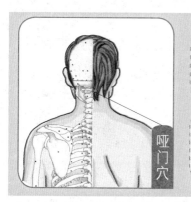

【精确定位】在项部，当后发际正中直上0.5寸，第1颈椎下。

【简易取穴】沿着脊柱向上，后正中线上入后发际半横指处即是。

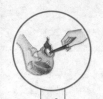
【功效主治】开窍醒神，散风祛湿。适用于治疗阳虚所致的舌缓不语、声哑、头重、头痛、颈项强急、重舌、呕吐等症。

【拔罐指导】根据受术者体形，选择大小适当的火罐或抽气罐吸拔于哑门穴上，留罐10～15分钟，以皮肤出现瘀血为度，每天1次。

风府穴：通利机关，拔罐不眩晕不咽痛

风，指穴内气血为风气也；府，府宅也。该穴名意指哑门穴传来的天部阳气至本穴后，此气散热吸湿并化为天部横行的风气，本穴为天部风气的重要生发之源，故名。本穴为祛风要穴之一，是治疗和风邪有关的疾病的首选穴位，内中风及外风所致病均可通过在此穴拔罐而得到缓解。

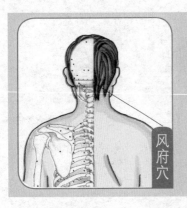

风府穴

【精确定位】在项部，当后发际正中直上1寸，枕外隆凸直下，两侧斜方肌之间凹陷处。

【简易取穴】沿着脊柱向上，后中线上入后发际1横指处即是。

【功效主治】清热解表，养阳活络，镇静宁神。适用于治疗阳虚而外感风邪所致的伤风感冒、发烧、鼻塞、流涕、咽喉肿痛、内风上头而致中风不语、半身不遂、眩晕、颈项强痛、目痛、鼻衄等症。

【拔罐指导】根据受术者的不同，选择大小适当的火罐或抽气罐吸拔于风府穴上，留罐10～15分钟，可3天吸拔1次。

后顶穴：宁心安神，缓解压力心不烦

后，指本穴所处之位为头之后部；顶，头顶也。该穴名意指强间穴传来的阳热风气，在运行至本穴的过程中散热吸湿，至本穴后，滞重的水湿冷缩并循督脉下行，本穴如同有挤顶督脉气血上行的作用，故名。

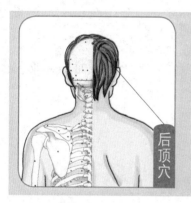

【精确定位】在头部，当后发际正中直上5.5寸（脑户上3寸）。

【简易取穴】先找到脑户穴，在其直上4横指处即是。

【功效主治】熄风止痉。适用于治疗阳虚所致的头痛、眩晕、项强、烦心、失眠、脱发、健忘等症。

【拔罐指导】根据受术者的不同，选择大小适当的火罐或抽气罐吸拔于后顶穴上，留罐10～15分钟，每天1次。

 ## 上星穴：清肝明目，头不晕，目不痛

上，上行也；星，指穴内的上行气血如星点般细小也。该穴名意指神庭穴传来的温热水气，在本穴为缓慢蒸升之状，上行气血如星点般细小，故名。上星穴在《黄帝内经》中指人之七窍，因上星穴居面部七窍上方，故善于治疗五官孔窍之疾病。

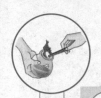

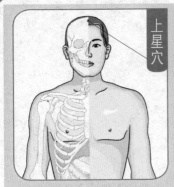

【精确定位】在头部，当前发际正中直上1寸。

【简易取穴】端坐，沿前发际正中直上1横指处即是。

【功效主治】宁神养阳，熄风清热。适用于治疗阳虚引起的头痛、眩晕、目赤肿痛、迎风流泪、面赤肿痛、小儿惊风、热病等症。

【拔罐指导】根据受术者的不同，选择大小适当的火罐或抽气罐吸拔于上星穴上，留罐5～10分钟，每天1次。

 ## 水沟穴：苏厥救逆，预防中暑、昏厥

水，指穴内物质为地部经水也；沟，水液的渠道也。该穴名意指素髎穴传来的地部经水，在本穴的运行为循督脉下行，本穴的微观形态如同地部的小沟渠，故名。因水沟位于口鼻之间人中沟中，能沟通任督阴阳经气以协调阴阳。同时督脉入于脑，其分支和心相联系，善开窍启闭，宁心安神，所以揉掐水沟穴可治疗昏迷、晕厥、中暑、癫狂、急慢惊风等疾患。

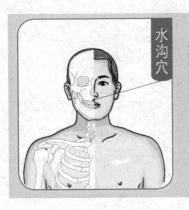

【精确定位】在面部，当人中沟的上1/3与中1/3交点处。

【简易取穴】位于面部人中沟中、上1/3交界处即是。

【功效主治】镇静安神，开窍醒脑。适用于治疗阳虚所致的昏迷、晕厥、暑病、癫狂、痫证、急慢惊风等症。

【拔罐指导】根据受术者的不同，选择大小适当的火罐或抽气罐吸拔于水沟穴上，留罐5～10分钟，每天1次。

第四章

养颜瘦身，拔罐让你美得自然

女人的一生，就是一朵绽放的鲜花，青春期的清纯浪漫，中年期的美丽韵味，老年期的底蕴成熟，都是女人最亮丽的风景线。养颜瘦身自然是女性永久的话题，是花费大量的金钱苦心试用护肤品，还是寻找五花八门的使用心得？其实用拔罐来养颜瘦身是既省钱又方便还没有不良反应的美容良方，女人会同时实现美丽与健康的「双丰收」。

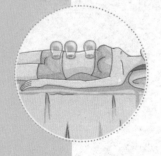

本章看点 ▼

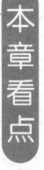

怎么拔祛斑

　　斑点是一种主要发生于面部的色素沉着性皮肤病，主要表现为浅褐色的小斑点，针尖至米粒大小，常发生于前额、鼻梁、脸颊等处。黑色素沉着过多则影响肤色，导致暗沉无光。一般来说，有斑必有瘀，祛斑必化瘀。通过在特定的穴位拔罐可使体内气血循环通畅，带走皮肤中代谢的垃圾和有害物质，皮肤自然就变得白皙。

 去除黄褐斑：吸拔大椎等穴活血祛斑

【临床诊断】

　　黄褐斑是一种以面部发生黄褐斑片为特征的皮肤病。由于妊娠妇女及肝病患者常有黄褐斑，故又有妊娠斑、肝斑之称。因为黄褐斑的形状常似蝴蝶，所以又名为蝴蝶斑。临床表现皮损为淡褐色、深褐色或黑褐色斑片。其境界清晰，边缘常不规整，形如地图或蝴蝶，对称分布于额、眉、颊、鼻、上唇等处，亦累及整个面部。黄褐斑表面光滑，无鳞屑，无自觉症状及全身不适，日晒后可加重。有的妇女在月经前加重。

　　中医学认为，黄褐斑是由于脾虚不能生化精微，气血两亏，肌肤失于荣养，以致湿热熏蒸而成；或由水亏不能制火，血虚不能华肉，虚热内蕴，郁结不散，阻于皮肤所致。

【对症拔罐】

拔疗（1）

选穴：大椎、肺俞。

操作：刺络拔罐法。在大椎穴及两侧肺俞穴部位皮肤进行常规消毒后，用梅花针在三个穴位及其形成的三角形区域内扣刺，扣至皮肤微出血后，用火罐吸拔于3个穴位上，留罐10～15分钟，至罐内出血数滴。起罐后将血擦净，并消毒。每天1次。

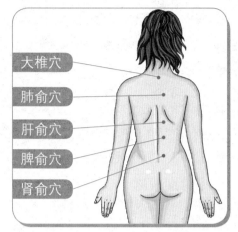

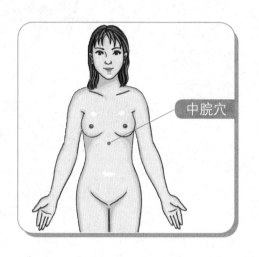

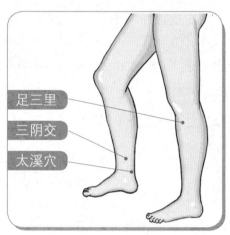

拔疗（2）

选穴：肝俞、脾俞、肾俞、中脘、足三里、三阴交、太溪。

操作：单纯火罐法。用大小合适的火罐吸拔上述穴位，留罐10～15分钟，每日1次。

 祛除雀斑，闪火罐法防黑色素沉淀

【临床诊断】

雀斑是一种以鼻面部发生褐色斑点为特征的皮肤病。因其色如同雀卵上之斑点，故名。多有家庭病史，一般始发于学龄期，随年龄增长而逐渐增多，至青春期以后可达顶峰。女性多于男性。以鼻面部生有褐色斑点为主要症状，常发生于暴露部位，如鼻面、颈、手背、肩背上方等处对称分布。皮损为针尖至绿豆大小淡褐、深褐斑点，日晒后可呈淡黑色，边界清晰，边缘整齐，圆形或椭圆，斑点疏密不一，但不会融合，表面光滑，无鳞屑及渗出。日晒后变深，但不觉痒痛。

【对症拔罐】

选穴：三阴交、足三里、血海、阴陵泉。

操作：闪火法。采用闪火法将罐体迅速吸附于上述穴位上，留罐10～15分钟，至皮肤潮红充血为止。每天或隔天1次，10次为1个疗程。

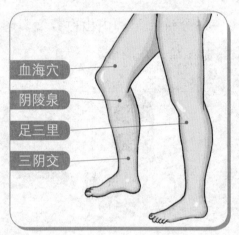

血海穴
阴陵泉
足三里
三阴交

小贴士

拔火罐祛除雀斑可以通血脉，排出体内毒素，起到良好的祛斑效果。同时注意皮肤保养，避免日光照射，春夏季外出时应戴遮阳帽，以免伤害皮肤。对于青春期的少男少女，作息规律，心情愉悦，有助于防止雀斑的加重。

怎么拔除皱

皱纹是皮肤衰老的表现，是由于缺乏水分，表面脂肪减少，真皮层生成的胶原蛋白、弹性纤维减少造成的。中医学认为，产生皱纹多因脾胃虚弱，营养摄入不足，气血生化乏源；或劳欲过度，肾精不足，气血不能上达于面，面部皮肤不能濡养而产生皱纹；或因情志不舒，气血不畅，面部血脉瘀阻，肌肤失去滋润，产生皱纹。拔罐疗法可以对局部皮肤及穴位产生刺激，去除或减轻面颊部明显的皱纹，起到美肌防皱的效果。

 面部皱纹，吸拔太阳等穴寻回光滑美肌

拔疗（1）

选穴：阳白、太阳、颧髎、中脘、肺俞、脾俞、足三里、三阴交。

操作：闪罐法、针罐法相结合。先用闪罐法在面部阳白穴、太阳穴、颧髎穴吸拔，每穴5～7次，至潮红。然后用常规方法对中脘穴、肺俞穴、脾俞穴、足三里穴、三阴交穴进行常规消毒，接着用毫针针刺以上各穴得

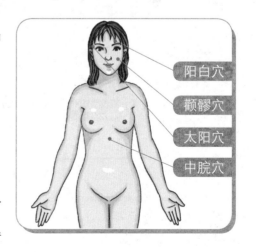

气、留针，再拔罐，留针罐15～20分钟。每天1次，10次为1个疗程，疗程间隔3～5天。

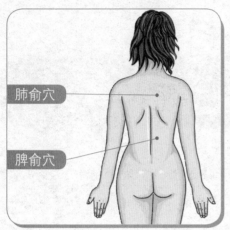

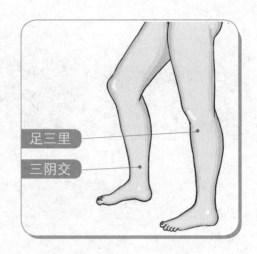

拔疗（2）

选穴：太阳、颧髎、背部膀胱经、足三里、三阴交、血海。

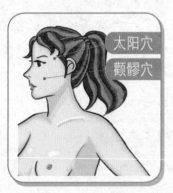

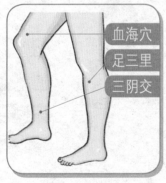

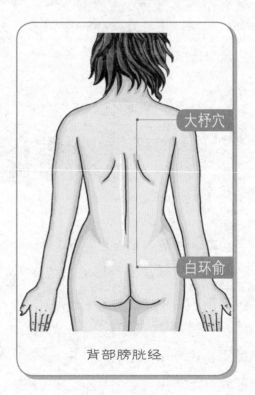

背部膀胱经

操作：闪罐、针罐、单纯火罐法结合治疗，隔天1次，10次为1个疗程。指压按摩太阳穴、颧髎穴，然后再用闪罐法吸拔这两个穴位，以皮肤潮红为度；在背部涂抹润滑剂，沿背部膀胱经内侧从上到下走罐；在足三里穴、三阴交穴、血海穴用针罐法拔罐，先用毫针针刺，得气后出针拔罐，留罐5～15分钟。

 ## 颈部皱纹，走罐法不再泄露你的年龄

选穴：背部膀胱经肺俞至大肠俞。

操作：走罐法。在背部膀胱经肺俞穴至大肠俞穴皮肤涂抹润滑剂后，将罐吸附于皮肤上，施术者握住罐底，将罐稍稍倾斜，即后半边着力，前半边略向上提，但不离开皮肤，慢慢向前推动，如此上下左右来回推动数十次，至皮肤潮红充血，甚至瘀血为止。每天或隔天1次，10次为1个疗程。

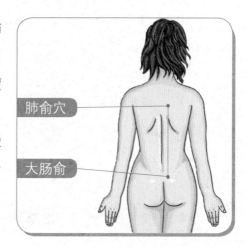

肺俞穴

大肠俞

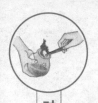

怎么拔丰胸

　　胸部的丰挺美观可以增加女性的自信，肾气充盛、脾胃强健的女性，面色红润，体型健美，丰满而不臃肿。然而不少成年女性因为先天发育不良、遗传、生活习惯、营养状况、精神状态等原因导致胸部发育不良，乳房平坦。中医学认为，胸为大气之府，丰胸增乳首先要益气升阳，再配以肝、胃两经之穴通阳活血，疏肝解郁，促进血液循环。拔罐丰胸可刺激性腺激素分泌，促进女性乳房发育。

 ## 产后乳房下垂，留罐法让你日渐坚挺

选穴：膻中、乳根、足三里、中脘。

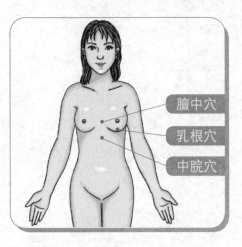

膻中穴
乳根穴
中脘穴

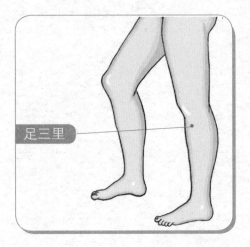

足三里

　　操作：留罐法。对上述穴位拔罐，留罐10～15分钟，每周2～3次，15次为1个疗程，疗程期间如果起罐后或沐浴后进行手法按摩效果更好。

乳房发育不良，留罐法丰满又健康

选穴：中脘、乳根、血海、三阴交。

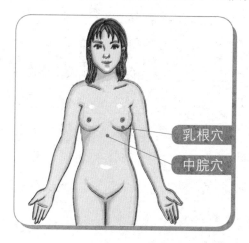

乳根穴

中脘穴

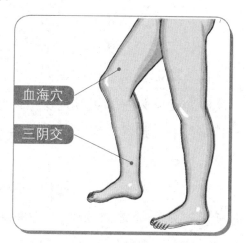

血海穴

三阴交

操作：留罐法。对上述穴位拔罐，留罐10～15分钟，每周2～3次，15次为1个疗程，疗程期间如果起罐后或沐浴后进行手法按摩效果更好。

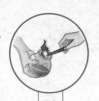

怎么拔减肥

肥胖症是指由于人体新陈代谢失调而导致脂肪组织过多所造成的病症，一般认为体重超过正常标准的20％为肥胖。常见于体力劳动较少而进食过多的中年人，尤以女性为多。女性以腹部以下、臀部及四肢肥胖为主。肥胖是疾病的根源，肥胖跟高血压、高脂血症、糖尿病、冠心病等疾病有着密切关系。因此，防治肥胖症就显得十分必要。拔罐减肥是通过刺激腧穴、调整经络达到加强脾肾的功能，扶正祛邪来达到减肥这一目的的。拔罐减肥是一种安全、有效、不反弹的减肥方法。通过辨证施治，调节整体，疏通经络，促进人体新陈代谢，从而取得整体减肥的效果。

 减肥瘦臀：吸拔中脘等穴瘦臀

【临床诊断】

臀部是人体背面审美的焦点，是展示女性魅力最生动、最丰满的部位。美臀的标准应该是臀部中等偏大，丰满，呈圆形，臀部稍向上后翘，皮下无过多的脂肪组织。而一些单纯的肥胖者，由于其体内所含脂肪细胞数和所含细胞量过多，多余的脂肪以"脂库"形式堆积在臀部，再加上运动量少，增厚的脂肪层由于重力作用，往往松弛下垂，使得臀部圆滚肥大。

【对症拔罐】

拔疗（1）

选穴：中脘、腰阳关、神阙、环跳、足三里。

操作：闪罐法。用闪罐法在上述穴位上拔罐，至皮肤出现潮红，再留罐15～20分钟，每周2～3次。此法适用于胃肠湿热型臀部肥胖。

拔疗（2）

选穴：胃俞、肾俞、环跳、环中、承扶。

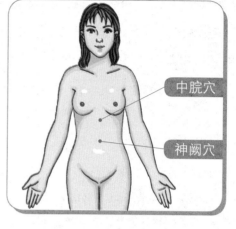

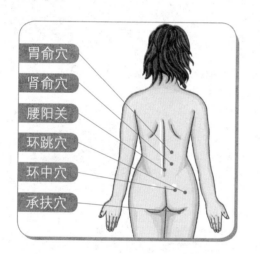

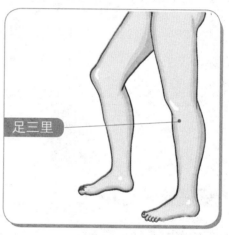

操作：闪罐法。用闪罐法在上述穴位上拔罐，至皮肤出现潮红，再留罐15～20分钟，每周2～3次。此法适用于脾虚痰浊型臀部肥胖。

 减肥瘦腰：吸拔肾俞等穴瘦腰

【临床诊断】

一般来说，女性的腰应略显圆实，侧视有明显曲线，但肥胖的女性体内脂肪含量高于常人，而其脂肪积聚的部位，则多以腰、腹部为主。而腰部脂肪的堆积，可使人显得过于臃肿，上下形体一样粗，呈圆柱状，出现"水桶腰"。女性腰围过大，不仅影响美观，还存在健康隐患，腰围是身体健康的晴雨表，尤其是女性，应该时刻关注自己的腰围变化。

【对症拔罐】

拔疗（1）

选穴：气海、肾俞、风市、天枢、大肠俞、志室。

操作：闪罐法。用闪罐法在上述穴位上吸拔，至皮肤出现潮红，再留罐10～15分钟。此法适用于肺胃燥热型腰部减肥。

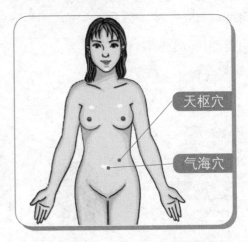

拔疗（2）

选穴：肾俞、天枢、太乙、带脉至腹中。

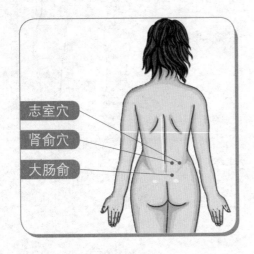

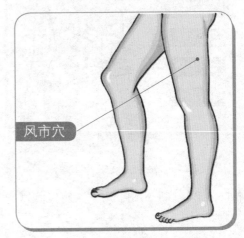

操作：单纯火罐法、闪罐法、走罐法相结合。先用闪火法在肾俞穴上拔罐，留罐10～15分钟；然后用闪罐法吸拔天枢穴、太乙穴，至皮肤潮红，再固定罐位，留罐10～15分钟；最后在带脉上走罐，将火罐由带脉穴拉向腹中，每侧6～7次，以促进脂肪溶解和转移。此法适用于痰湿内阻型腰部肥胖。

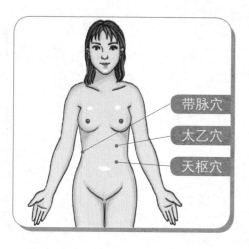

带脉穴
太乙穴
天枢穴

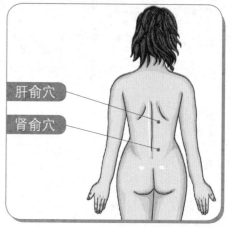

肝俞穴
肾俞穴

拔疗（3）

选穴：肝俞、肾俞、三阴交、然谷、太乙。

操作：闪罐法。用闪罐法在上述穴位上吸拔，每个穴位闪拔5~7次，至皮肤潮红，留罐10~15分钟，每周2次。此法适用于肝肾阴虚型腰部肥胖。

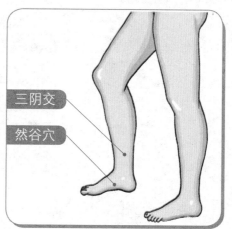

三阴交
然谷穴

小贴士

腰部减肥除了对症拔罐外，还有一个简便有效的方法是做仰卧起坐，但做时要注意挺胸直腰，每天坚持，腰腹就会越来越"弱小"。同时不要过多摄入高热量食物，不穿束身内衣，加强有氧运动。

 减肥瘦腹：吸拔气海等穴消除小腹赘肉

拔疗（1）

选穴：肾俞、气海、中极、大肠俞、委中。

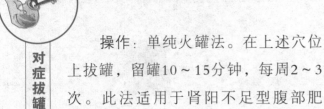
操作：单纯火罐法。在上述穴位上拔罐，留罐10～15分钟，每周2～3次。此法适用于肾阳不足型腹部肥胖。

拔疗（2）

选穴：中脘、关元、大横、大肠俞。

操作：单纯火罐法。用闪火法在

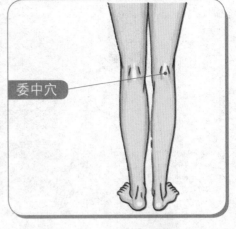

委中穴

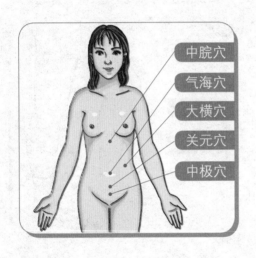

中脘穴
气海穴
大横穴
关元穴
中极穴

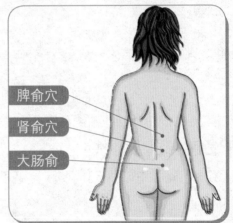

脾俞穴
肾俞穴
大肠俞

上述穴位上拔罐，拔牢后可向上或横向提拉火罐，但不使火罐移动，留罐10～15分钟，每周2～3次。此法适用于湿浊内蕴型腹部肥胖。

拔疗（3）

选穴：脾俞、肾俞、中脘、足三里、大肠俞、关元。

操作：单纯火罐法。用闪火法在上述穴位上拔罐，留罐10～15分钟，每周2～3次。此法适用于脾胃湿热型腹部肥胖。

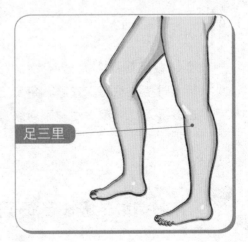

足三里

小贴士

　　腹部脂肪堆积的女性，除了对症拔罐外，还有一个有效的方法是，坐在椅子边缘，挺直上身，双腿微分，双手置于身后，用较小力度支撑身体。上身向后仰，让双脚离地，腹部用力保持身体平衡，与身体成90°角，坚持10秒钟后还原，重复5次。天天坚持，逐渐增加次数，2～3个月后，小腹就会变平坦了。

减肥瘦身：吸拔脾俞等穴瘦下来

　　选穴：脾俞、胃俞、中脘、天枢。

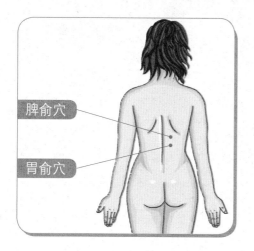
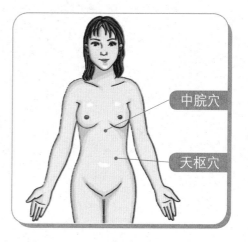

　　操作：受术者先取俯卧位，用火罐在脾俞穴、胃俞穴处吸拔，留罐10～15分钟。起罐后改仰卧位，在中脘穴、天枢穴拔罐，留罐10～15分钟，以皮肤潮红充血为度。每日或隔日1次，10次为1个疗程。

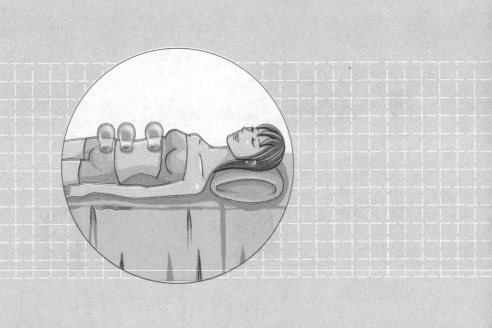

下 篇

生病了怎么拔

　　随着医学的发展，人们对非药物疗法越来越认可，更多的人乐于接受拔罐疗法。拔罐疗法的应用范围也十分广泛，在临床上从早期的疮疡发展到用来治疗包括内科、外科、妇科、儿科、皮肤科、五官科等100多种疾病。近年来，一些从未用本法治疗过的疾病，使用本法也取得了意想不到的效果。

第五章

内科病怎么拔

人吃五谷，孰能无病？尤其是内科疾病，病情轻微的，让人难受几天，如感冒、头痛、哮喘等，严重的，可让人难受好长时间甚至终身，比如高血压、糖尿病等。小小的罐具就是对付这些内科病痛的有力武器，经常拔罐，不论大病小病，全都会减轻，有的甚至会去除病根。

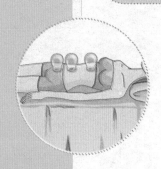

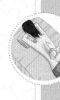

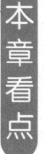

本章看点 ▽

- 感　冒
- 头　痛
- 腹　泻
- 便　秘
- 高血压
- 糖尿病
- 胃　炎
- 胃下垂
- 支气管哮喘
- 消化性溃疡

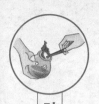

感 冒

感冒又称伤风，是一种常见的外感性疾病，一年四季均可发病，尤以人体抵抗力低下及冬春两季气候骤变时发病较多。临床表现为鼻塞、流涕、咽痛、打喷嚏、怕冷，继发头痛、发热、咳嗽、全身酸痛等。感冒患者因外感病邪的不同，可将感冒分为风寒感冒、风热感冒、暑湿感冒。

【病例验证】

疾病信息：卫某，女，19岁。感冒3天，伴发热恶寒，咳嗽无痰，咽痒而痛，鼻塞头痛，周身酸痛，乏力，吃普通感冒药效果不明显。

具体拔法：取大椎穴、肺俞穴、曲池穴，针刺后，在大椎穴与肺俞穴之间涂适量润滑液走罐，至皮肤潮红，再在大椎穴、肺俞穴、曲池穴上拔罐。第二天诸症基本消失，仅稍有咳嗽、咽痛，于是加天突穴、少商穴继续拔罐治疗，治疗2次后痊愈。

 方法1：风寒感冒，吸拔大椎等穴疏风散寒

【临床诊断】

风寒感冒是因风吹受凉而引起的感冒，其症状主要表现为浑身酸痛、鼻塞流涕、咳嗽有痰、脉浮紧或浮缓、发热等。

【对症拔罐】

拔疗（1）

选穴：大椎、肺俞。

操作：闪火法。采用闪火法将罐体吸附于上述穴位上，留罐10～15分钟，以皮肤潮红充血为度。每天或隔天1次，10次为1个疗程。

拔疗（2）

选穴：背部督脉、背部膀胱经。

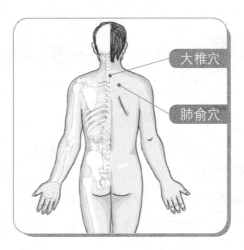

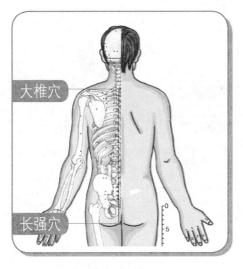

背部督脉

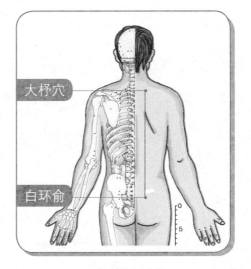

背部膀胱经

操作：走罐法。先以姜汁做润滑剂涂在背部，在背部督脉及膀胱经循行部位连续走罐，以皮肤发红为度，每日施罐1次。

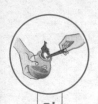

方法2：风热感冒，吸拔肺俞等穴疏风泄热

【临床诊断】

风热感冒是由风热之邪犯表、肺气失和所致，其症状表现为发热重、微恶风、头胀痛、有汗、咽喉红肿疼痛、咳嗽、痰黏或黄、鼻塞黄涕、口渴喜饮、舌尖边红、苔薄白微黄等。

【对症拔罐】

选穴：大椎、肺俞、风池、尺泽。

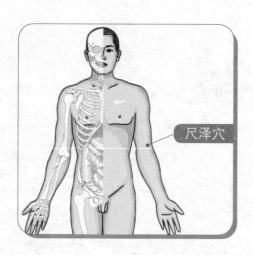

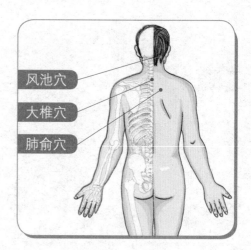

操作：刺络罐法。先用三棱针在上述穴位进行点刺，至出血为度，然后用罐立即吸拔在点刺的部位上，留罐20分钟，起罐后将吸出的血液用消毒棉擦净，每日1次；药罐法。用银翘散、桑菊饮药水煮罐，对上述穴位施以药罐。

方法3：暑湿感冒，吸拔至阳等穴清暑利湿

【临床诊断】

暑湿感冒多见于夏季，患者感受暑邪，暑多夹湿，暑湿并重，其症状主要表现为发热、汗出热不解、鼻塞、流浊涕、头痛、头胀、身重倦怠、心烦口渴、胸闷欲呕、尿短赤、舌苔黄腻等。

【对症拔罐】

拔疗（1）

选穴：大椎、阴陵泉、三阴交。

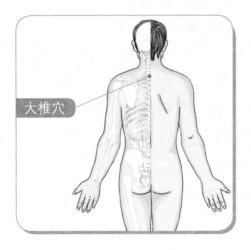
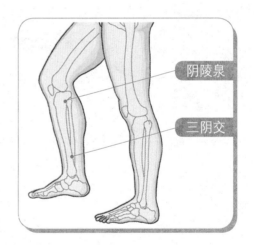

操作：闪火法。用闪火法在上述穴位上拔罐，留罐10～15分钟，每天1次。

拔疗（2）

选穴：肺俞、至阳、阴陵泉、足三里、曲泽、委中。

操作：刺络拔罐法。先对上述穴位常规消毒，用三棱针点刺出血，然后将罐吸拔于点刺部位，留罐15～20分钟，每日1次，5次为1个疗程。

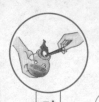
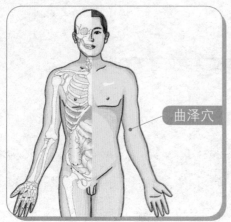

曲泽穴

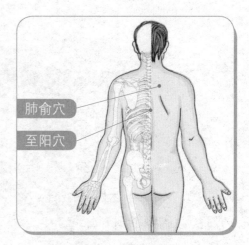

肺俞穴

至阳穴

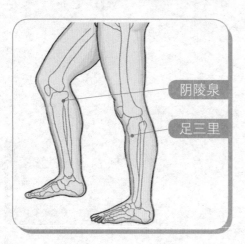

阴陵泉

足三里

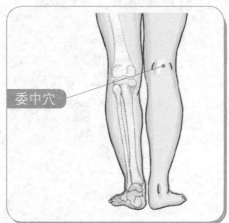

委中穴

小贴士

　　拔罐可以有效缓解并驱除感冒症状，感冒时常用的拔罐方法是留罐、走罐、刺络拔罐，选用的经络穴位以肩背部经络腧穴为主，背部走罐首选督脉和膀胱经。感冒并伴有腹胀便溏可加配天枢穴；感冒并伴有咳嗽咽喉痛加配天突穴、少商穴；感冒并伴有头痛鼻塞可加配太阳穴、印堂穴。个别人疗效不明显时可配合其他治疗方法。

头　痛

头痛是一种常见的自觉症状，引起的原因非常复杂。表现为自觉一侧、前额、后枕、头顶或整个头部疼痛。中医学认为，头痛分为外感（六淫）头痛与内伤（七情）头痛两大类。因脏腑经络气血皆上会于头，故无论外感或内伤都可通过经络气血直接或间接地导致头痛。临床上，头痛可辨证分型为风寒头痛、风热头痛、肝阳（火）头痛、痰浊头痛、瘀血头痛、肾虚头痛。

【病例验证】

疾病信息：王某，男，35岁。2012年3月就诊，自述右侧头痛，时轻时重，已有5年多了。一旦劳累、紧张、激动就开始加重，近2个月来连续加班，头痛明显频繁，并牵扯右眼疼痛，恶心，耳鸣头晕，不想吃饭。经检查，患者舌淡，舌尖有红点，苔薄黄，脉细弦。证属肝胆火旺，上扰清窍。

具体拔法：取肝俞穴、太阳穴、大椎穴，在上述穴位上拔罐，2次后偏头痛减轻，7次后症状全无，随访1年未复发。

 方法1：风寒头痛，吸拔大椎等穴解表止痛

选穴：印堂、百会、曲池、金门、京骨、束骨、大椎。

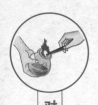

操作：指罐法。患者先保持仰卧位，施术者先用一手拇指指腹按患者印堂穴、百会穴、曲池穴3～5分钟，再用示食关节点按其金门穴、京骨穴、束骨穴3～5分钟。接着患者再保持坐位，在大椎穴拔罐，留罐10～15分钟。

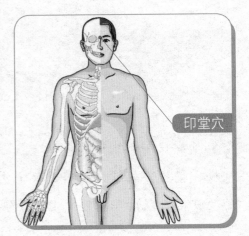

印堂穴

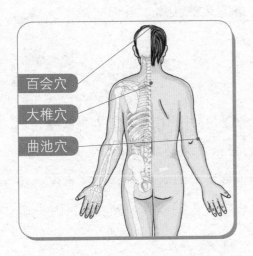

百会穴
大椎穴
曲池穴

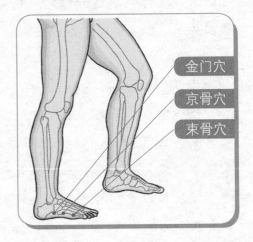

金门穴
京骨穴
束骨穴

方法2：风热头痛，吸拔风门等穴活络止痛

选穴：大椎、风门、太阳、曲池。

操作：单纯拔罐法。对上述穴位拔罐，留罐10分钟，每天1次，3次为1个疗程。

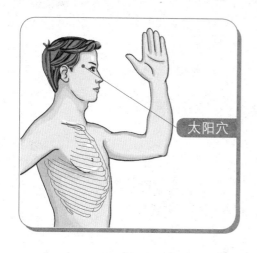

太阳穴

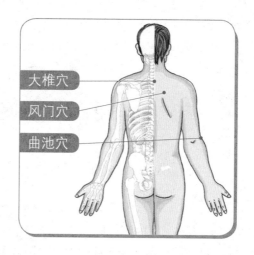

大椎穴

风门穴

曲池穴

方法3：肝火头痛，吸拔风池等穴熄风止痛

选穴：大椎、风池、太阳、百会、太冲、胆俞。

操作：单纯拔罐法。对上述穴位拔罐，留罐15～20分钟，每天或隔天治疗1次。刺络拔罐法。先用三棱针点刺上述穴位，至微出血为度，然后再拔罐，留罐15～20分钟，每天或隔天

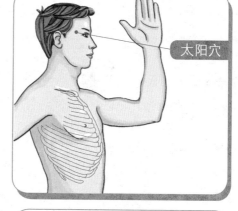

太阳穴

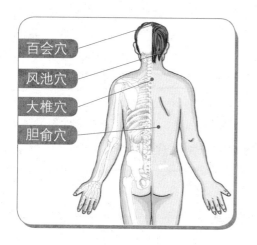

百会穴

风池穴

大椎穴

胆俞穴

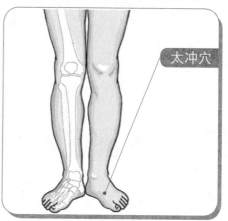

太冲穴

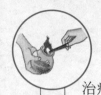

治疗1次。

方法4：痰浊头痛，吸拔大椎、中脘等穴

选穴：大椎、风池、太阳、中脘、丰隆、足三里。

操作：单纯拔罐法。对上述穴位拔罐，留罐15～20分钟，每天或隔天治疗1次。刺络拔罐法。先用三棱针点刺上述穴位，至微出血为度，然后再拔罐，留罐15～20分钟，每天或隔天治疗1次。

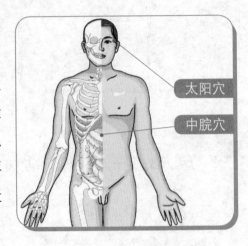

太阳穴

中脘穴

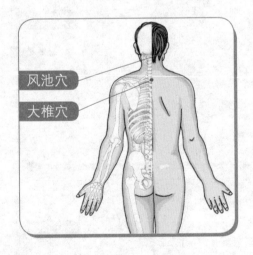

风池穴

大椎穴

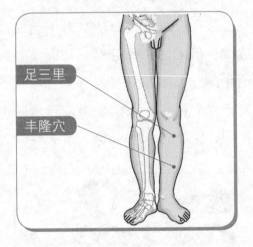

足三里

丰隆穴

方法5：瘀血头痛，吸拔大椎、百会等穴

选穴：大椎、风池、太阳、百会、膈俞。

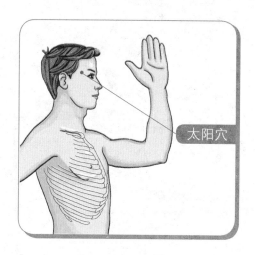
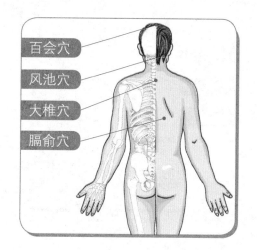

操作：单纯拔罐法。对上述穴位拔罐，留罐15～20分钟，每天或隔天治疗1次。刺络拔罐法。先用三棱针点刺上述穴位，至微出血为度，然后再拔罐，留罐15～20分钟，每天或隔天治疗1次。

 方法6：肾虚头痛，吸拔肾俞等穴滋养肾阴

选穴：大椎、风池、太阳、肾俞、气海、太溪。

操作：单纯拔罐法。对上述穴位拔罐，留罐15～20分钟，每天或隔天治疗1次。如拔罐后加温灸上述诸穴位5～10分钟效果更好。

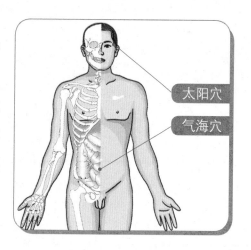

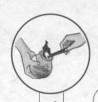

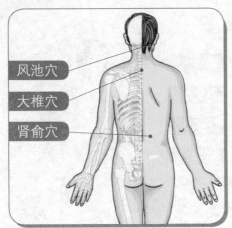

风池穴

大椎穴

肾俞穴

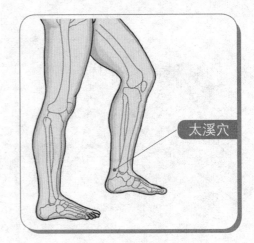

太溪穴

小贴士

　　头痛治疗前要明确病因，注意原发病的治疗。一般来说，前额痛，多为眼、鼻、咽或发热疾病；头顶痛，多见于神经衰弱；后头痛，多见于高血压、脑部肿瘤；全头痛或部位不定，多见于脑震荡、动脉硬化。要测量体温、血压，进行眼、耳、鼻、咽的检查，以明确诊断。

腹　泻

腹泻是指排便次数明显超过平日习惯的频率，粪质稀薄，水分增加，甚至泄出如水样的大便为主，或含未消化食物或脓血、黏液。本病属中医"泄泻"范畴。外感风、寒、暑、热、湿等邪气，内伤饮食情志、脏腑失调皆可致泻。外邪之中湿邪最为重要，内伤中脾虚最为关键，脾虚湿盛乃泄泻发生的关键病机。泄泻的病位在肠，但关键病变脏腑在脾、胃，与肝、肾亦有密切的关系。

【病例验证】

疾病信息：吕某，女，61岁。患者自述腹泻半月多，大便稀，每天4～5次，常感肚子痛，浑身没劲。经检查，患者舌苔薄白，脉细沉，证属脾阳不振。

具体拔法：取天枢穴、大肠俞穴、脾俞穴，拔罐10分钟，起罐后每穴各灸10分钟，每天1次。治疗1次后，大便变为每天2～3次，又治3次大便成形，症状消失。随访1年未复发。

 方法1：急性腹泻，吸拔天枢等穴能救急

选穴：天枢、中脘、气海、合谷、足三里、上巨虚、三阴交。

操作：单纯拔罐法。选择大小合适的罐拔在上述穴位上，留罐10～15分钟。每天1次，3次为1个疗程。

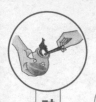

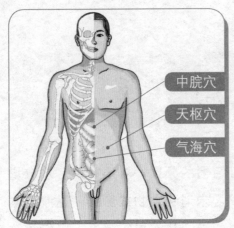

中脘穴
天枢穴
气海穴

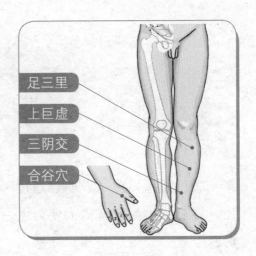

足三里
上巨虚
三阴交
合谷穴

 方法2：慢性腹泻，两组穴交替吸拔慢泻快调

选穴：①天枢、中脘、气海、合谷、足三里、上巨虚、三阴交；②脾俞、胃俞、肾俞、大肠俞。

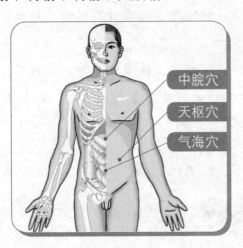

中脘穴
天枢穴
气海穴

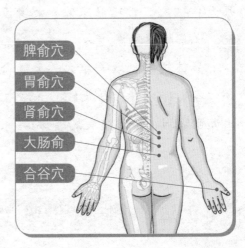

脾俞穴
胃俞穴
肾俞穴
大肠俞
合谷穴

操作：单纯拔罐法。上述两组穴位交替使用，选择大小合适的罐拔在上述穴位上，留罐10～15分钟。每周2～3次，10次为1个疗程，疗程间休息1周。

方法3：脾虚腹泻，吸拔中脘等穴健脾和胃

选穴：中脘、天枢、足三里。

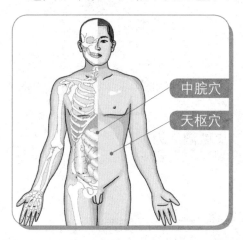

中脘穴
天枢穴

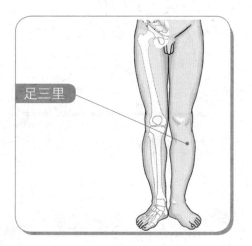

足三里

操作：闪火法。用闪火法将罐体吸附于上述穴位，留罐10～15分钟，以皮肤潮红充血为度。每天或隔天1次，10次为1个疗程。

方法4：伤食腹泻，吸拔中脘等穴调理肠腑

拔疗（1）

选穴：中脘、天枢、水分。

操作：闪火法。在上述穴位闪火法拔罐，留罐10～15分钟，以皮肤潮红充血为度。

拔疗（2）

选穴：中脘、脾俞、胃俞。

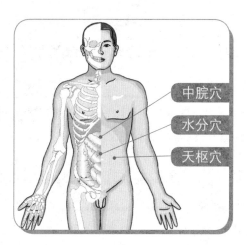

中脘穴
水分穴
天枢穴

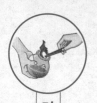

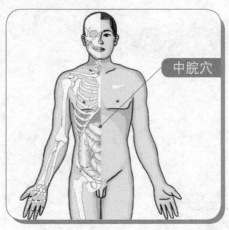

中脘穴

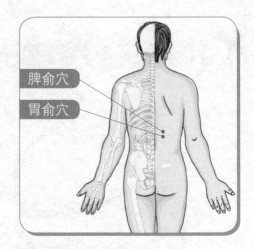

脾俞穴

胃俞穴

操作：闪罐法。在上述穴位拔罐，至皮肤潮红为度。

方法5：寒湿腹泻，吸拔中脘等穴健脾利湿

拔疗（1）

选穴：中脘、神阙。

操作：闪火法。在上述穴位拔罐，留罐10分钟，每天1次，3次为1个疗程。

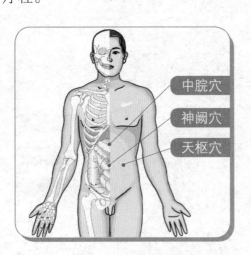

中脘穴

神阙穴

天枢穴

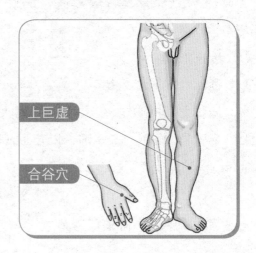

上巨虚

合谷穴

拔疗（2）

选穴：中脘、天枢、合谷、上巨虚。

操作：灸罐法。上述各穴用艾条温和灸10分钟，以皮肤感觉温热感为度，然后在各穴位上拔罐后留罐10分钟，每天1次，3次为1个疗程。

方法6：湿热腹泻，吸拔合谷等穴益气和中

拔疗（1）

选穴：合谷、天枢、足三里、上巨虚、内庭。

操作：刺络拔罐法。用梅花针对上述各穴轻叩刺，以皮肤局部发红或

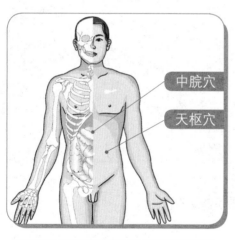

中脘穴

天枢穴

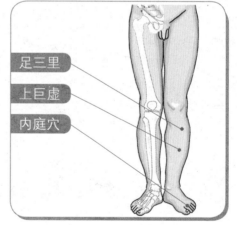

足三里

上巨虚

内庭穴

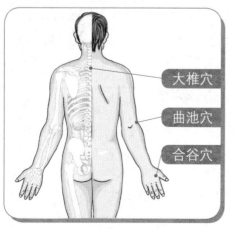

大椎穴

曲池穴

合谷穴

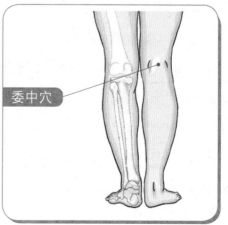

委中穴

微出血为度，拔罐后留罐10分钟，每天1次，3次为1个疗程。

拔疗（2）

选穴：大椎、曲池、中脘、天枢、委中。

操作：刺络拔罐法。用梅花针对上述各穴轻叩刺，以皮肤局部发红或微出血为度，拔罐后留罐10分钟，每天1次，3次为1个疗程。

方法7：肝郁腹泻，吸拔中脘等穴疏肝止泻

选穴：中脘、天枢。

操作：闪火法。用闪火法将罐体吸附于上述穴位上，留罐10～15分钟，以皮肤潮红充血为度。每天或隔天1次，10次为1个疗程。

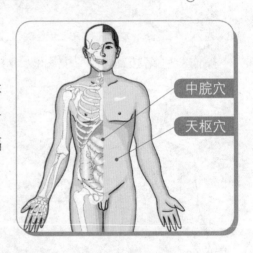

中脘穴
天枢穴

方法8：肾虚腹泻，吸拔肾俞等穴强腰止泻

选穴：肾俞、命门。

操作：闪火法。用闪火法将罐体吸附于肾俞穴或命门穴上，留罐10～15分钟，以皮肤潮红充血为度。每天或隔天1次，10次为1个疗程。

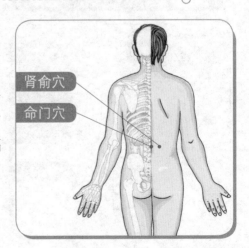

肾俞穴
命门穴

便　秘

便秘是临床上的常见症状，指大便次数减少、排便间隔时间过长，粪便干燥难解，或粪质不硬，虽有便意，但便出不畅，多伴有下腹不适的症状。中医学认为，便秘系大肠传导功能失常所致，但常与脾、胃、肺、肝、肾等脏腑功能失调有关。外感寒热之邪、内伤饮食情志、阴阳气血不足等皆可形成便秘。概括地说，便秘的直接原因不外乎热、冷、气、虚四种，胃肠积热者发为热秘，阴寒积滞者发为冷秘，气机淤滞者发为气秘，气血阴阳不足者发为血秘。概括地说，根据病因及发作时特点的不同，一般分为实证便秘和虚证便秘。热秘、冷秘属实秘，气秘、血秘属虚秘。

【病例验证】

疾病信息：夏某，男，36岁。患者自述便秘已有3年多，每3天大便1次，大便如羊粪球状，同时还伴有腹胀、口苦、性情急躁等症，以致严重影响心情。经检查，患者舌质红，舌苔薄黄，脉细弦，证属肝脾气郁，腑气不通。

具体拔法：取天枢穴、大肠俞穴、上巨虚穴、支沟穴拔罐，每天1次，2次后大便得解，又嘱咐患者养成每天定时如厕的习惯，又治5次，大便正常。随访1年未复发。

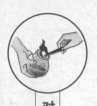

方法1：实证便秘，吸拔脾俞等穴排得快

拔疗（1）

选穴：脾俞、大肠俞、支沟、天枢、上巨虚。

操作：留罐法。在上述各穴拔罐，留罐10分钟，每日1次，5次为1个疗程。

拔疗（2）

选穴：中脘、天枢、大肠俞、足三里。

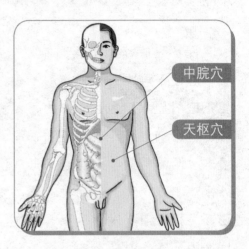

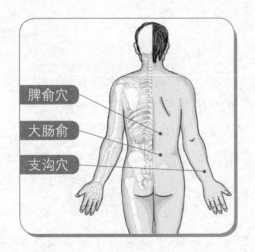

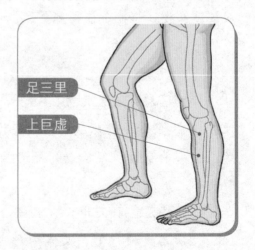

操作：留罐法。在上述各穴拔罐，留罐10～15分钟。

方法2：虚证便秘，吸拔神阙等穴便而有力

选穴：神阙、天枢、气海、关元、足三里。

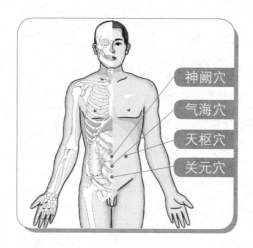

神阙穴

气海穴

天枢穴

关元穴

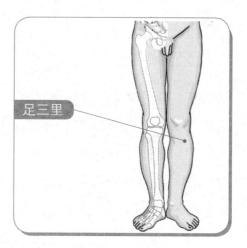

足三里

操作：艾灸拔罐法。先在上述各穴用艾条温灸10～15分钟，以局部皮肤红晕为度，后拔罐，留罐15分钟，每日1次，10次为1个疗程。

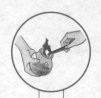

高血压

动脉血压高于正常叫高血压，成年人在静脉状态下动脉收缩压在140mmHg以上，并(或)伴有舒张压在90mmHg以上即为高血压。主要临床表现为血压增高时，患者可出现头痛、头晕、头胀、耳鸣、眼花、失眠、健忘、注意力不集中、胸闷、乏力、心悸等症状。本病起病隐匿，病程进展缓慢，早期仅在精神紧张、情绪波动或过度劳累之后出现暂时和轻度的血压升高，去除原因或休息后可以恢复，中老年人发病较多。本病属中医"眩晕""肝阳""肝风""中风"范畴，常由内外因影响肝肾导致阳亢或阴虚，逐渐发展为阴虚阳亢及阴阳两虚。一般分为肝火亢盛型、阴虚阳亢型、肾精不足型三种。

【病例验证】

疾病信息：尚某，女，49岁。患者自述头痛、头晕5年，还经常失眠，时轻时重，被诊为原发性高血压，常服降压药。经检查，患者血压160/100mmHg，舌苔黄，脉弦滑，证属肝火亢盛。

具体拔法：取大椎穴、风门穴、大杼穴，拔火罐10分钟，拔罐后用三棱针刺印堂穴、曲池穴，挤出3～5滴血，每天治疗1次，3次后头痛完全消失，又治疗5次巩固疗效，随访1年未复发。

 方法1: 肝火亢盛型，吸拔大椎等穴平肝熄风

拔疗（1）

选穴：大椎、肝俞、心俞。

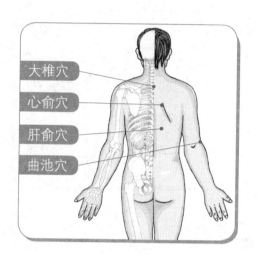

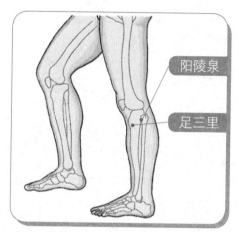

操作：闪火法。用闪火法将罐体吸附于上述穴位上，留罐10～15分钟，以皮肤潮红充血为度。每天或隔天1次，10次为1个疗程。

拔疗（2）

选穴：大椎、曲池、足三里、阳陵泉。

操作：刺络拔罐法。用梅花针在上述各穴轻叩刺，以皮肤发红或微出血为度，再拔罐，留罐10分钟，每天1次，10次为1个疗程。

 方法2：阴虚阳亢型，吸拔肝俞等穴清利头目

拔疗（1）

选穴：肝俞、肾俞、足三里、三阴交。

操作：闪火法。用闪火法将罐体吸附于上述穴位上，留罐10～15分钟，至皮肤潮红充血为止。每天或隔天1次，10次为1个疗程。

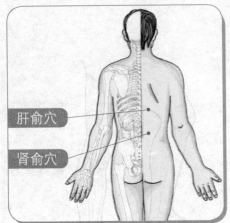

肝俞穴
肾俞穴

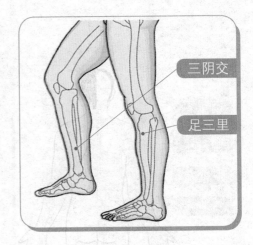

三阴交
足三里

拔疗（2）

选穴：中脘、内关、足三里、丰隆。

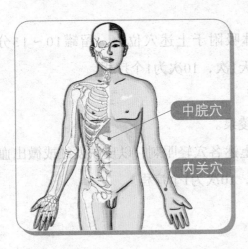

中脘穴
内关穴

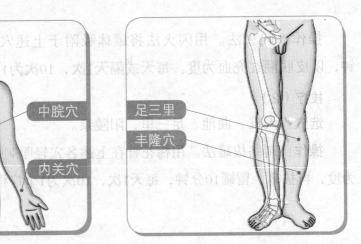

足三里
丰隆穴

操作：单纯拔罐法。在上述穴位上各留罐10分钟。每日或隔日1次，10次为1个疗程。

 方法3：肾精不足型，吸拔肾俞等穴行气降压

选穴：肝俞、肾俞、三阴交、太冲。

操作：先搓揉太冲穴处，消毒后用毫针或三棱针快速点刺，挤出5～10

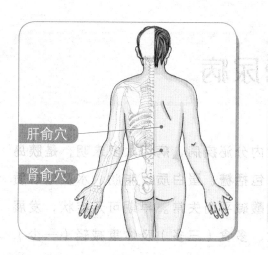

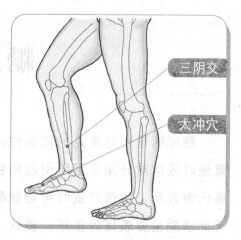

肝俞穴

肾俞穴

三阴交

太冲穴

滴血液，用棉球按压止血。其余穴位用单纯拔罐法，留罐10分钟。每日或隔日1次，10次为1个疗程。

小贴士

　　高血压患者要注意劳逸结合，保持足够睡眠，多进行如游泳、步行、骑车等有益于高血压患者的运动。注意饮食调节，以低盐、低脂饮食为宜。同时要注意保持心情愉快，快乐的情绪可使收缩压下降，而焦虑则使舒张压上升。

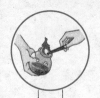

糖尿病

糖尿病是一种常见的代谢性内分泌疾病，病因大多未明，是胰岛素绝对或相对分泌不足所引起的包括糖、蛋白质、脂肪、水及电解质等代谢紊乱，病情严重时可导致酸碱平衡失常。早期可无症状，发展至症状期主要表现为多尿、多饮、多食（三多）及体重减轻（一少）等，尿糖、血糖增高。中医称本病为"消渴"，可以分为上消（肺消，以多饮症状突出）、中消（胃消，以多食为主）和下消（肾消，以多尿症状为特点）。

【病例验证】

疾病信息：马某，男性，40岁。2012年6月就诊，自述自己多饮、多尿3年多了，另有头晕耳鸣、疲乏、盗汗、腰膝酸软的症状，空腹血糖15mmol/L。曾服用降糖药，效果不大好。经检查，患者舌红苔白、脉细沉，属消渴证。

具体拔法：选肺俞穴、肾俞穴、关元穴、气海穴、三阴交穴、足三里穴，先用梅花针轻叩，再拔罐10分钟，每天1次，15次为1个疗程。1个疗程后，症状减轻，3个疗程后，诸症消失。

 方法1：上消型，吸拔大椎等穴消解肺热伤津

拔疗（1）
选穴：大椎、肺俞。

操作：闪火法。用闪火法将罐体吸附于上述各穴，留罐10～15分钟，以皮肤红晕为度。每日或隔日1次，10次为1个疗程。

拔疗（2）

选穴：大椎、曲池、鱼际、三阴交。

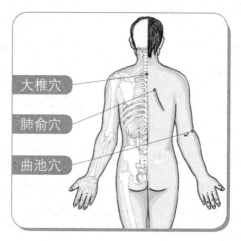

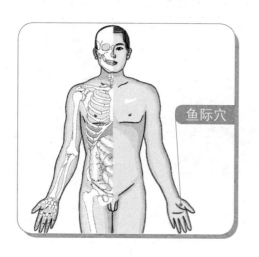

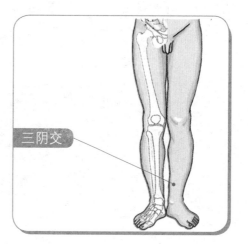

操作：单纯拔罐法。在上述穴位上拔罐后留罐10分钟。闪罐法。对上述穴位每穴闪拔至皮肤潮红为止，每日1次，10次为1个疗程。

 方法2：中消型，吸拔胃俞等穴缓解胃热炽盛

拔疗（1）

选穴：脾俞、胃俞、曲池。

操作：闪火法。用闪火法将罐体吸附于上述各穴，留罐10～15分钟，以皮肤潮红充血为度。每日或隔日1次，10次为1个疗程。

拔疗（2）

选穴：大椎、中脘、三阴交、内庭。

操作：大椎穴、三阴交穴、中脘穴采取单纯拔罐法，留罐10分钟；内庭穴点刺出血，以微微出血为度，每

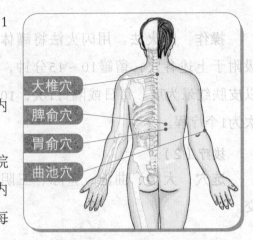

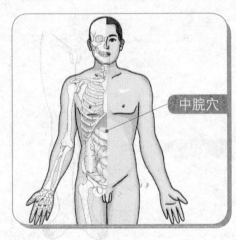

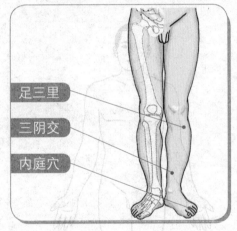

日1次，10次为1个疗程。

拔疗（3）

选穴：脾俞、胃俞、足三里、三阴交、内庭。

操作：内庭穴点刺出血，以微微出血为度，其余各穴采取单纯拔罐法，留罐10分钟。每日1次，10次为1个疗程。

 方法3：下消型，吸拔关元等穴缓解肾脏亏虚

拔疗（1）

选穴：命门、肾俞、关元、气海。

操作：闪火法。用闪火法将罐体吸附于上述各穴，留罐10～15分钟，以皮肤潮红充血为度。每天或隔天1次，10次为1个疗程。

拔疗（2）

选穴：大椎、关元、三阴交、太冲。

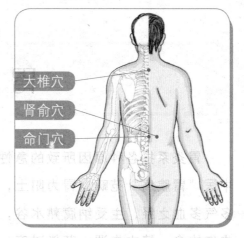

大椎穴
肾俞穴
命门穴

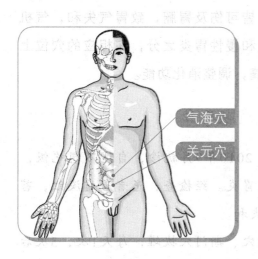

气海穴
关元穴

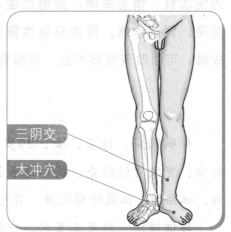

三阴交
太冲穴

操作：大椎穴、关元穴、三阴交穴采取单纯拔罐法，留罐10分钟；太冲穴点刺出血，以微微出血为度，每日1次，10次为1个疗程。

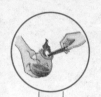

胃　炎

胃炎系指各种原因所致的急性或慢性胃黏膜的炎性变化。本病属中医"胃脘痛"范畴。胃为阳土，喜润恶燥，为五脏六腑之大源，乃多气多血之经，主受纳腐熟水谷，其气以和降为顺。所以感受外邪，内伤饮食，情志失调，劳倦过度，皆可伤及胃腑，致胃气失和，气机淤滞，胃脘作痛。胃炎有急性胃炎和慢性胃炎之分，在相应的穴位上拔罐，可以改善胃部不适，缓解胃痛，调整消化功能。

【病例验证】

疾病信息：陈某，女，29岁。2010年9月就诊，自述不想吃饭，打嗝，曾做胃镜检查，提示浅表性胃炎。经检查，患者舌质淡红，苔白，脉弦细，证属肝郁气滞，胃气失和。

具体拔法：取足三里穴、中脘穴、期门穴拔罐，每天1次，5次后症状消失，随访半年未复发。

 方法1：急性胃炎，拔罐疗法配合治疗起效快

【临床诊断】

急性胃炎起病较急，多因饮食不慎引起，如饮食不节、长期食用刺激性食物而致。多发生于夏秋季，常见的为单纯性和糜烂性两种。单纯性主要表现为上腹部持续疼痛，并常伴有厌食、恶心、呕吐、腹泻、发热等；糜烂性以消化道出血为主要表现，有呕血和黑粪。

【对症拔罐】

选穴：大椎、中脘、天枢、关
元、内关、足三里、解溪。

操作：火罐法。在上述穴位上采
用单罐或多罐吸拔，留罐10～15分
钟，每隔1～2日1次。注意：要待其
症状缓解后，方可用拔罐疗法配合
治疗。

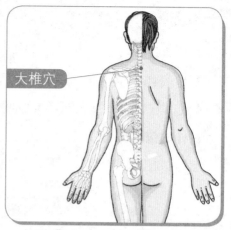

大椎穴

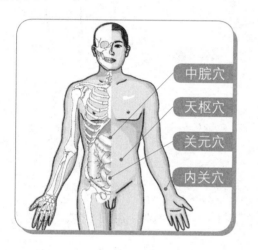

中脘穴

天枢穴

关元穴

内关穴

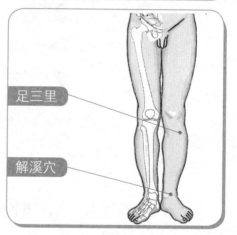

足三里

解溪穴

方法2：慢性胃炎，分清症候再拔罐

急性胃炎不愈，迁延日久，可转变为慢性胃炎；不良饮食习惯，长
期服用对胃有刺激的药物，口、鼻、咽、幽门部位的感染病灶及自身的免
疫性疾病等原因也可导致慢性胃炎。慢性胃炎临床表现多无特异性症状，
一般有阵发性或持续性上腹部不适、胀痛或烧灼感及食欲缺乏、恶心、呕
吐、泛酸等。慢性胃炎根据不同的病因和症状一般分为饮食停滞型、肝气
犯胃型、脾胃虚寒型。

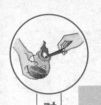

饮食停滞型

【临床诊断】

常因饮食不洁或不节制而食后疼痛，主要表现为胃脘胀痛，食后加重，嗳气，有酸腐气味，或有明显伤食病史。

【对症拔罐】

选穴：上脘、中脘、下脘、天枢、内关、足三里。

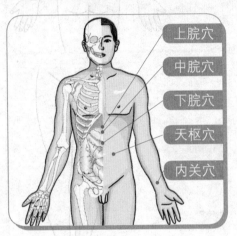

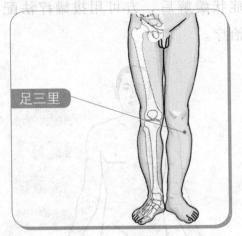

操作：单纯拔罐法。在上述各穴留罐10~15分钟，每日1次，10次为1个疗程。

肝气犯胃型

【临床诊断】

胃脘胀痛，连及两胁，疼痛走窜，可因情志变化而加重，伴有善叹气，不思饮食，精神抑郁，夜寐不安。

【对症拔罐】

选穴：肝俞、期门、中脘、足三里。

操作：单纯拔罐法。在上述各穴留罐10分钟，隔日1次，10次为1个疗程。

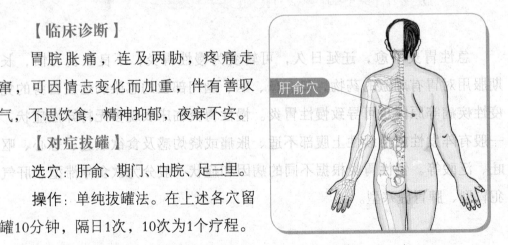

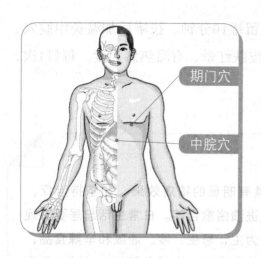

期门穴

中脘穴

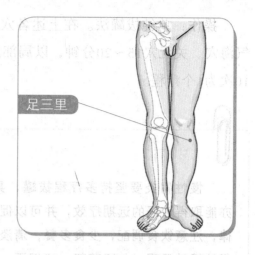

足三里

脾胃虚寒型

【临床诊断】

胃脘隐痛，遇寒冷或饥饿时疼痛加剧，得温暖或进食后则缓解，喜温暖，喜按揉，伴有面色差，神疲，四肢乏力、不温，食少便稀薄，或吐清水。

【对症拔罐】

选穴：脾俞、胃俞、中脘、气海、关元、足三里。

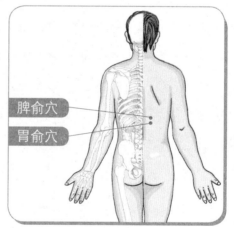

脾俞穴

胃俞穴

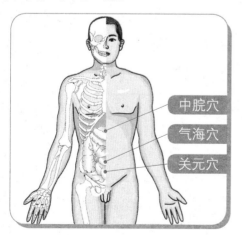

中脘穴

气海穴

关元穴

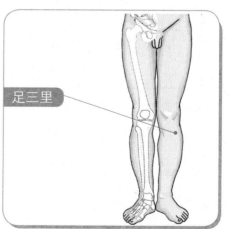

足三里

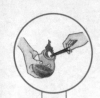

操作：单纯拔罐法。在上述各穴留罐10分钟。拔罐后加温灸中脘穴、气海穴、关元穴15～20分钟，以局部皮肤红晕、有温热感为度。每日1次，10次为1个疗程。

小贴士

慢性胃炎要坚持多疗程拔罐，具有明显的镇痛效果，如坚持治疗，亦能取得较好的远期疗效，并可以促进溃疡愈合等。日常生活起居要有规律，注意饮食调配，少食多餐，清淡为主，忌生、冷、油腻和辛辣食品，保持精神乐观，如远劳怒、戒烟酒、饮食定时、少量多餐等，对减少复发和促进康复有重要的意义。

胃下垂

胃下垂是内脏下垂最常见的疾病，是胃体下降至生理最低线以下的位置。多因长期饮食失节，或劳倦过度，致中气下降、升降失常所致。患者感到腹胀(食后加重，平卧减轻)、恶心、嗳气、胃痛(无周期性及节律性，疼痛性质与程度变化很大)，偶有便秘、腹泻，或交替性腹泻及便秘。中医将本病归为"虚损"范畴，病位虽在胃，但与脾等脏腑有关，一般分为脾脏虚损、中气下陷和脾胃不和。针刺拔罐可补气提气，恢复胃功能，增强胃蠕动。

【病例验证】

疾病信息：袁某，女，36岁。患者自述每次吃饭后，都有胃部下坠的感觉，经常胃痛，不想进食，全身无力，大便稀软，曾做胃镜、B超钡餐等，诊断为胃下垂3.3厘米，服用中西药效果不明显。经检查，患者舌质淡，舌苔白，脉沉细，证属脾气虚弱。

具体拔法：取胃俞穴、脾俞穴、气海穴、足三里穴，先针刺，再拔罐10分钟，治疗3次后症状有所好转。连续10次治疗，所有症状消失，随访1年未复发。

方法1：脾虚气陷，吸拔百会等穴举陷升提

【临床诊断】

面色萎黄，形体消瘦，神疲乏力，少气懒言，食欲不振，脘腹胀满不适，

食后加重，平卧减轻，常伴有嗳气或泛吐痰涎，大便稀薄，舌淡薄，苔白。

【对症拔罐】

选穴：百会、大椎、脾俞、胃俞、中脘、气海。

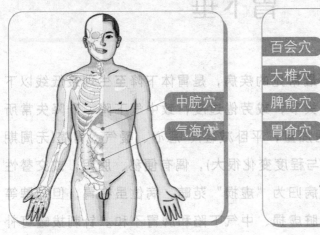

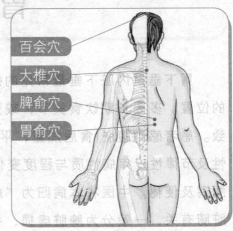

操作：灸罐法。首先用艾条灸百会穴，灸5分钟，然后采用抽气罐法吸拔百会穴，再用单纯火罐法吸拔上述其余各穴，留罐15分钟，隔日1次。刺络罐法。用三棱针点刺上述穴位，然后用闪火法将罐吸拔在点刺穴位上，留罐5～10分钟，隔日1次。

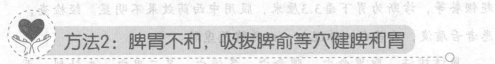

方法2：脾胃不和，吸拔脾俞等穴健脾和胃

【临床诊断】

胃脘胀闷不适，难以消化，嗳气，甚者恶心呕吐，大便时干时稀，舌淡薄，苔白。

【对症拔罐】

选穴：上脘、中脘、天枢、脾俞、胃俞、足三里。

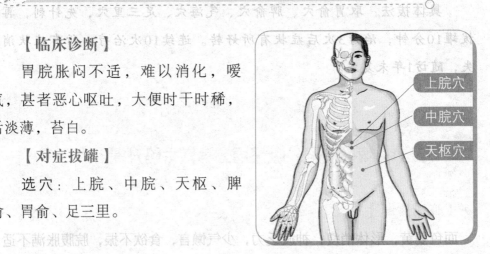

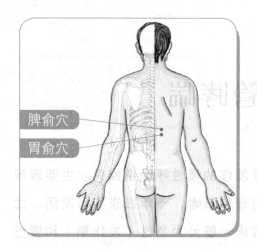
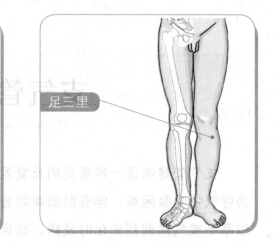

脾俞穴

胃俞穴

足三里

操作：单纯拔罐法。在上述各穴拔罐后留罐10分钟，每日1次，10次为1个疗程。

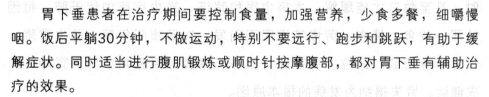

小贴士

　　胃下垂患者在治疗期间要控制食量，加强营养，少食多餐，细嚼慢咽。饭后平躺30分钟，不做运动，特别不要远行、跑步和跳跃，有助于缓解症状。同时适当进行腹肌锻炼或顺时针按摩腹部，都对胃下垂有辅助治疗的效果。

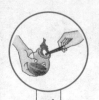
支气管哮喘

支气管哮喘是一种常见的反复发作的慢性呼吸道疾病。主要表现为呼气性呼吸困难，伴有肺部哮鸣音和咳嗽，一年四季均可发病，尤以寒冬或气候剧烈变化时发病。临床一般分为急性（发作期）和慢性（缓解或迁延期）两类，常因过敏源（花粉、灰尘、真菌、动物皮屑等）刺激，或肺部病毒感染，或饮食不当，情志不畅而诱发。发作前有喷嚏、咽喉发痒、胸闷等先兆症状，发作时呼吸急促，胸闷气粗，喉间有哮鸣声，喘息不能平卧，甚至张口抬肩，多呈阵发性发作，或伴有烦躁、面色苍白、出汗、神志不清等症状。每次发作可达数小时，甚至数日才能缓解。本病中医称哮证，系由宿痰内伏于肺，每因外邪、饮食、情志、劳倦等诱因而引发，以致痰阻气管、肺失肃降、气管挛急所致。病位主要在肺，但亦与脾肾关系密切。肺失宣降、脾失健运、肾失摄纳为发病的根本原因。

【病例验证】

疾病信息：张某，女，49岁。患者自述患支气管哮喘10年，平时鼻子发痒，打喷嚏，在春冬季较重，出现胸闷、喉咙呼吸也响鸣，呼吸困难，不能平卧，咳嗽痰多，痰成白色泡沫状，咳吐不爽。发作前常有咳嗽、胸闷、喷嚏等先兆。曾服中西药效果不明显。经检查，患者舌苔白腻，脉细弦数。

具体拔法：取大椎穴、定喘穴、脾俞穴、肝俞穴、肾俞穴，每穴拔罐10分钟，起罐后每穴再灸10分钟，每天1次，4次后喘息好转，10次后喉鸣消失，共治15次哮喘停止。

方法1：急性发作期，拔罐豁痰祛湿利气

选穴：风门、肺俞、大椎、膻中、尺泽、定喘。

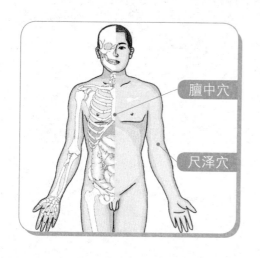

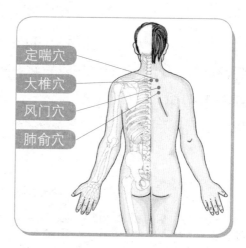

操作：在本病发作期属寒饮者，取风门穴、肺俞穴、大椎穴、膻中穴，施以单纯火罐法、储药罐法（方药用止嗽散：桔梗、甘草、白前、橘红、百部、紫菀，煎煮取汁备用），留罐10分钟，每日1次。在本病发作期属痰热者，先以定喘穴行闪罐5～6次，以皮肤发红为度，然后取肺俞穴、膻中穴、尺泽穴施行刺络罐法，以三棱针在穴位点刺后，迅速用罐吸拔，留罐10分钟，各穴交替吸拔，每日1次。

方法2：慢性缓解期，拔罐健脾补肺益肾

选穴：大椎、风门、肺俞、身柱、膻中、中府、关元、肾俞、脾俞、足三里及背部督脉和膀胱经循行部位。

操作：可在背部督脉和膀胱经循行部位进行走罐，至皮肤紫红；亦可

在上述穴位进行单纯火罐吸拔，或用储水罐、水气罐留罐，每次10分钟，每日1次；亦可在单纯火罐吸拔后，在吸拔的穴位上涂抹参龙白芥膏；还可以采用刺络留罐，取大椎穴、肺俞穴、脾俞穴、肾俞穴或身柱穴、关元穴、膻中穴、中府穴，先以三棱针点刺穴位后，立即用罐吸拔，留罐10分钟，每次1组穴，每日1次。

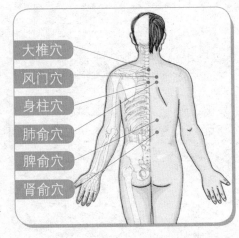

大椎穴
风门穴
身柱穴
肺俞穴
脾俞穴
肾俞穴

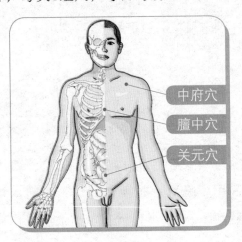

中府穴
膻中穴
关元穴

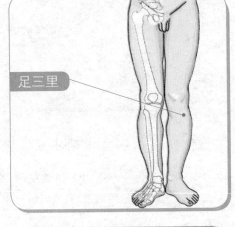

足三里

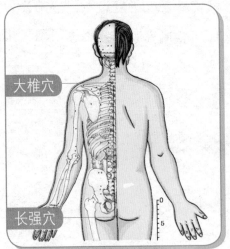

大椎穴
长强穴

背部督脉

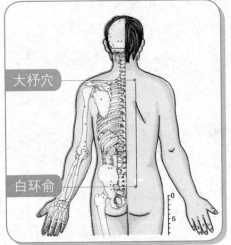

大杼穴
白环俞

背部膀胱经

此外，缓解期的患者可采用拔罐发泡疗法进行预防治疗。以投火法分别吸拔大椎穴以及肺俞穴，其火力要大，使吸力充足，待罐内皮肤起泡后方可起罐（要用玻璃罐以便于观察），在局部覆盖消毒纱布以保护创面，待水泡自行吸收。

小贴士

哮喘发作期要配合药物来治疗，缓解期要根据个人情况适时调治，一般来说，轻度的哮喘可用单纯拔罐治疗，重度哮喘应配合药物来治疗。同时要避免接触诱发哮喘的过敏源，加强锻炼，增强体质。

内科病怎么拔

消化性溃疡

胃与十二指肠溃疡统称为消化性溃疡，是消化道黏膜发生溃疡而引起的疾病。消化性溃疡的症状轻重不一，轻者可无症状，重者以长期性、周期性和节律性中上腹痛为主，同时可伴有唾液分泌增多、反胃、吐酸水、嗳气、恶心、呕吐及失眠、多汗等症状。腹痛具有长期反复发作的特点。胃溃疡多在饭后痛，十二指肠溃疡多在空腹时痛。本病属中医"胃脘痛"范畴，多因情志不舒、饮食失调、气滞血瘀、经脉受损所致，或由慢性胃炎（胃脘痛）转化而来。一般分为脾胃虚寒型、肝气犯胃型、气血郁滞型三种。

【病例验证】

疾病信息：刘某，男，49岁。患者自述因工作原因，进食时间不规律，出现上腹部疼痛已15年，多于空腹饥饿时疼痛加重，常呕吐酸水、嗳气，腰背酸重。大便干结有时黑便，有6次胃出血病史，平时只能进食稀软食物。全身疲倦无力。诊断为十二指肠球部溃疡，多次建议手术治疗。

具体拔法：取足三里穴、曲泽穴、胃俞穴、命门穴刺血拔罐治疗，第1次刺血拔罐后自述浑身感到轻松。后又间隔15～20天刺血治疗，前后共刺血4次，上腹部疼痛消失，饭量增加，无呕吐反酸，自觉行走有力，腹部脐周无压痛点。1年后复查，十二指肠球部溃疡经刺血治疗后，无消化道出血，上腹部无疼痛、闷胀不适感，饮食正常，腰部无酸重，身体健康。

方法1：脾胃虚寒，吸拔巨阙等穴调脾胃

拔疗（1）

选穴：巨阙、中脘、梁门、足三里、三阴交。

操作：刺络罐法。先用常规方法对上述各穴进行消毒，接着用毫针针刺以上各穴，得气后出针拔罐，留罐10～15分钟。

拔疗（2）

选穴：中脘、胃俞、足三里、内关、脾俞、大椎。

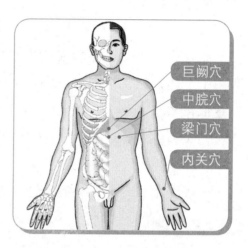

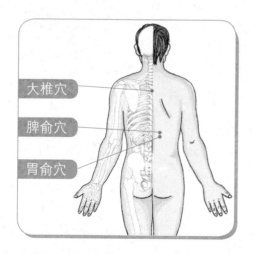

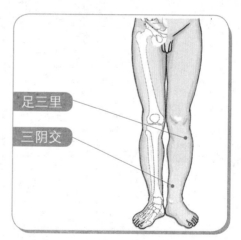

操作：针罐法。先用常规方法对上述各穴进行消毒，接着用毫针针刺以上各穴，得气后留针拔罐，留罐10～15分钟。隔日1次，10次为1个疗程，疗程间隔3～5日。

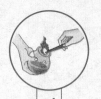

 方法2：肝气犯胃，吸拔中脘等穴调情志

拔疗（1）

选穴：中脘、天枢、梁门。

操作：闪火法。用闪火法将罐具吸附于上述穴位，留罐10～15分钟，以皮肤潮红充血为度。每日或隔日1次，10次为1个疗程。

拔疗（2）

选穴：中脘、胃俞、足三里、内关、肝俞、期门。

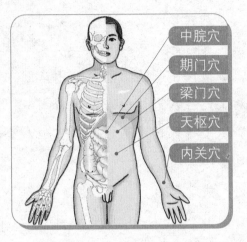

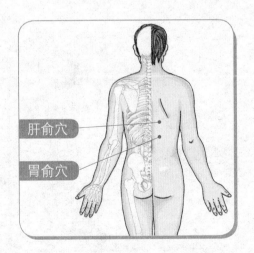

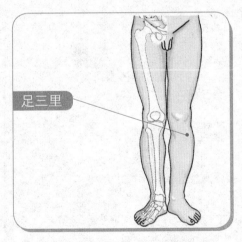

操作：针罐法。先用常规方法对上述各穴进行消毒，接着用毫针针刺以上各穴，得气后留针拔罐，留罐10～15分钟。隔日1次，10次为1个疗程，疗程间隔3～5日。

方法3：气血郁滞，吸拔上脘等穴通气血

拔疗（1）

选穴：上脘、中脘、内庭、膈俞、肝俞、足三里。

操作：刺络罐法。先用常规方法对上述各穴进行消毒，接着用毫针针刺以上各穴，得气后出针拔罐，留罐10～15分钟。

拔疗（2）

选穴：中脘、胃俞、足三里、内关、膈俞、地机。

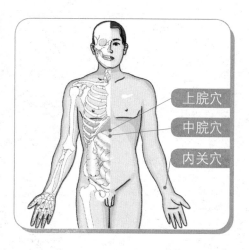

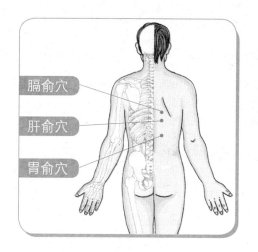

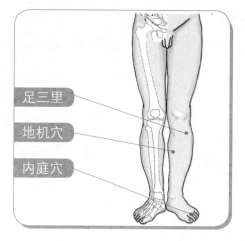

操作：针罐法。先用常规方法对上述各穴进行消毒，接着用毫针针刺以上各穴，得气后留针拔罐，留罐10～15分钟。隔日1次，10次为1个疗程，疗程间隔3～5日。

第六章

外科病怎么拔

一提到外科疾病，我们就会想到严肃而又紧张的手术场面，进而想到手术刀，想到流血，于是就会心生恐惧。实际上，拔罐治疗外科疾病，不开刀，不吃药，更不会流血，它会在轻松愉快中把落枕、颈椎病、肩周炎、慢性腰肌劳损等外科疾病吸拔于无形之中。

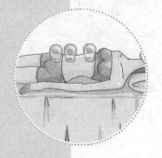

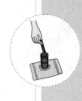

本章看点 ▽

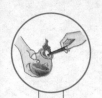

落　枕

落枕是颈部软组织常见的损伤之一。落枕多因睡眠时枕头过高、过低或过硬或躺卧姿势不良等因素，使颈部一侧肌肉长时间受到牵拉，或者由于素体亏虚，气血不足，循行不畅，舒缩活动失调，又因夜寐肩部外露，遭受风寒侵袭，致使气血凝滞，经络痹阻，不通则痛。也有少数患者因颈部突然扭转或肩扛重物，致使部分肌肉扭伤，发生痉挛性疼痛而致本病。若反复落枕，往往是颈椎病的前期症状。拔罐可以祛风散寒，行气活血，恢复颈部功能，减轻疼痛。

【病例验证】

疾病信息：田某，男，35岁。患者自述枕头高，早晨起来后左侧颈部疼痛，转头不利。之前也出现过类似情况，有时会持续一两周，颈部肌肉僵硬，低头、转头都痛，影响工作生活，曾贴膏药效果不明显。经检查，患者颈部肌肉紧张、压痛，以斜方肌最为明显，舌质暗，苔白腻，脉沉缓，证属肾气不足，寒邪外侵。

具体拔法：取肩井穴、大椎穴，拔罐治疗1次后，颈部可以转动，巩固治疗1次症状消失。

方法1：风寒阻络，吸拔颈部压痛点祛风寒

拔疗（1）

选穴：落枕穴、阿是穴（颈部压痛点）。

操作：指罐法。先用拇指指腹按压落枕穴，以局部酸胀为度，同时嘱患者活动颈部，然后患者取俯卧位，施术者根据病变部位选择合适的罐具，用闪火法将罐体迅速吸拔在颈部压痛点，留罐10～15分钟。

拔疗（2）

选穴：风池、大椎、风门、外关、后溪。

操作：走罐、留罐、艾灸结合法。先在疼痛部位采用走罐的方法，走罐前在局部均匀涂抹上红花油，走罐以皮肤红晕为度，之后再在风门

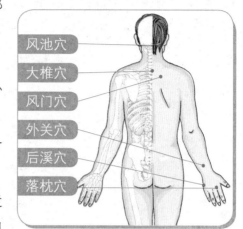

穴、风池穴、大椎穴上留罐。起罐后再用艾条温灸所有穴位10分钟，每日1次，2次为1个疗程。

 方法2：气滞血瘀，吸拔大椎等穴行气活血

拔疗（1）

选穴：风池、大椎、膈俞、后溪、血海。

操作：刺络、走罐法。先用梅花针沿颈背部轻叩疼痛部位，以皮肤发红或微微出血为度。血止后走罐，走罐前在罐口和走罐部位均匀涂抹上红花油，走至以皮肤潮红为度。每日1次，3次为1个疗程。

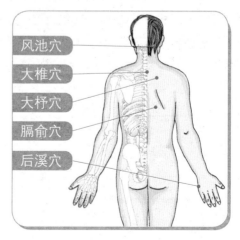

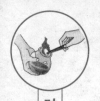

拔疗（2）

选穴：大杼、肩髃、后溪、悬钟、阿是穴(压痛点)。

操作：刺络、走罐法。先用梅花针沿颈背部轻叩疼痛部位 (阿是穴)，以皮肤发红或微微出血为度。血止后走罐，走罐前在罐口和走罐部位均匀涂抹上红花油，走至以皮肤潮红为度。每日1次，3次为1个疗程。

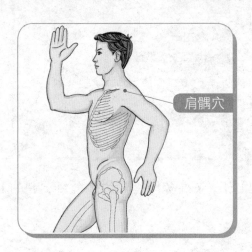

肩髃穴

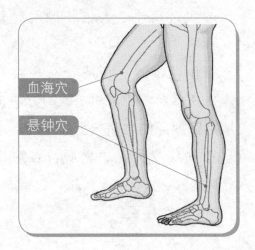

血海穴

悬钟穴

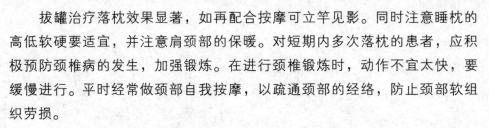

小贴士

　　拔罐治疗落枕效果显著，如再配合按摩可立竿见影。同时注意睡枕的高低软硬要适宜，并注意肩颈部的保暖。对短期内多次落枕的患者，应积极预防颈椎病的发生，加强锻炼。在进行颈椎锻炼时，动作不宜太快，要缓慢进行。平时经常做颈部自我按摩，以疏通颈部的经络，防止颈部软组织劳损。

颈椎病

颈椎病又称颈椎综合征，是指颈椎及其周围软组织，如颈间盘、后纵韧带、黄韧带、脊髓鞘膜等发生病理改变而导致颈神经根、颈部脊髓、椎动脉及交感神经受到压迫或刺激而引起的综合征群。该病好发于 40 岁以上人群，其临床症状多为头颈、肩臂麻木疼痛，重者肢体酸软乏力，甚则大小便失禁、瘫痪。颈椎病属中医的"骨痹""肩颈痛"范畴，多因身体虚弱、肾虚精亏、气血不足、濡养欠乏或气滞、痰浊、瘀血等病理产物积累，致经络淤滞、风寒湿邪外袭，痹阻于太阳经脉，经隧不通、筋骨不利而发病。根据临床症状偏盛及轻重不同分为寒湿阻络、血瘀阻络二型。

【病例验证】

疾病信息：康某，女，35岁。患者自述颈项部疼痛伴头晕1年，曾服用中西药疗效不明显，同时伴有颈项僵硬，转侧不利，一侧肩背部麻木酸痛，颈肩部畏寒喜热。经检查，患者颈部X光片检查颈椎生理曲度消失，第5～7颈椎体明显增生。

具体拔法：取肩井穴、大杼穴、天宗穴，采取叩刺、走罐、艾灸法。先用梅花针轻叩上述部位，以微出血为度。血止后走罐，走罐前在罐口和走罐部位均匀涂抹上红花油，走至以皮肤潮红为度。起罐后再用艾条温灸10分钟，隔日1次，10次为1个疗程。采用上法治疗3个疗程后，症状基本消失。1年后随访未复发。

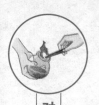

 方法1：寒湿所致，吸拔肩井等穴温经散寒

【临床诊断】

头痛、后枕部疼痛，颈项僵硬，转侧不利，一侧或两侧肩背与手指麻木酸痛，或头痛牵涉至上背痛，颈肩部畏寒喜热，颈椎旁有时可以触及肿胀结节。

【对症拔罐】

选穴：肩井、大杼、天宗、曲池、合谷。

操作：叩刺、走罐、艾灸法。先用梅花针轻叩上述部位，以微出血为度。血止后走罐，走罐前在罐口和走罐部位均匀涂抹上红花油，走至以皮肤潮红为度。起罐后再用艾条温灸10分钟，隔日1次，10次为1个疗程。

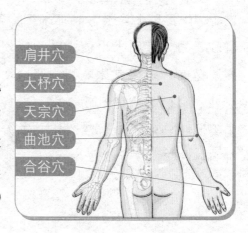

肩井穴
大杼穴
天宗穴
曲池穴
合谷穴

 方法2：血瘀所致，吸拔曲池等穴舒筋活络

【临床诊断】

头昏，眩晕，倦怠乏力，颈部酸痛，或双肩疼痛，视物模糊，食欲缺乏，面色无华，或伴有胸闷心悸。

【对症拔罐】

拔疗（1）
选穴：大椎、大杼、肩井、曲池、合谷。

操作：刺络拔罐法。先用梅花针在上述各穴叩刺3～5遍，以皮肤发红、有少量出血点为度。叩刺后拔罐，留罐10分钟，以拔出瘀血为宜。隔日1次，10次为1个疗程。

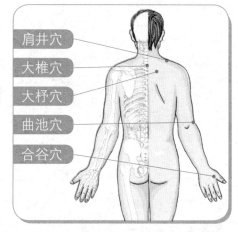

肩井穴
大椎穴
大杼穴
曲池穴
合谷穴

拔疗（2）

选穴：大椎、阿是穴。

操作：刺络拔罐法。用梅花针叩刺大椎穴及阿是穴，至皮肤点状出血，然后立即拔罐，使拔出少量血液，起罐后擦净皮肤上的血液，用酒精棉消毒即可。

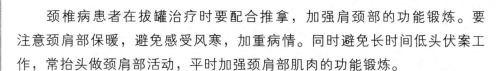

小贴士

颈椎病患者在拔罐治疗时要配合推拿，加强肩颈部的功能锻炼。要注意颈肩部保暖，避免感受风寒，加重病情。同时避免长时间低头伏案工作，常抬头做颈肩部活动，平时加强颈肩部肌肉的功能锻炼。

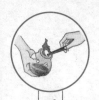

肩周炎

肩周炎全名叫肩关节周围组织炎，又称"漏肩风"，因患者大多为50岁左右的中老年人，所以本病又称为"五十肩"，是一种以肩关节疼痛和活动不便为主要症状的常见病。早期肩周炎呈阵发性疼痛，常因天气变化及劳累而诱发，以后逐渐发展为持续性疼痛，夜间尤甚，不能侧卧。后期，肩关节活动受限，出现典型的"扛肩"现象，梳头、穿衣等动作均难以完成。本病属中医"痹证"范畴，多因气血不足，正气下降；或因外伤劳损，气血淤滞，复感风寒湿邪，导致肩部气血凝涩，筋失濡养，经脉拘急而发病。

【病例验证】

疾病信息：周某，女，54岁。患者自述自己之前吹空调受凉，右肩膀关节疼痛，开始没在意，后来逐渐加重。现在已近2个月，肩部上举受限，向后背也背不了，严重影响日常生活。经检查，患者内收基本正常，外展约70°，苔薄白，脉沉细，证属寒气凝滞。

具体拔法：取肩髃穴、肩髎穴、肩贞穴，各拔罐10分钟，每天1次，5次治疗后疼痛减轻，又巩固治疗10次，症状消失，肩功能恢复正常。

 方法1：风寒肩痛，吸拔大椎等穴散寒通络

拔疗（1）
选穴：肩髎、肩髃、天宗、风池、大椎。

操作：闪火法。在上述穴位上采用闪火法将大小合适的罐体吸附于上述各穴，留罐10～15分钟。

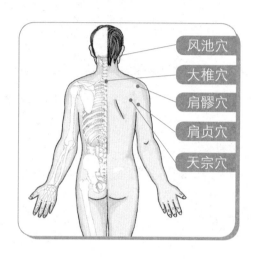
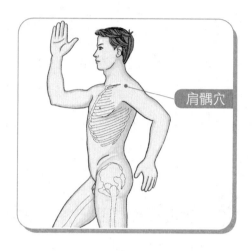

拔疗（2）

选穴：大椎、天宗、肩贞、肩髃。

操作：针刺后拔罐法。先用毫针刺入上述各穴，得气后留针10分钟。出针后，再进行拔罐，留罐10分钟，起罐后或加温和灸10分钟，隔日1次，5次为1个疗程。

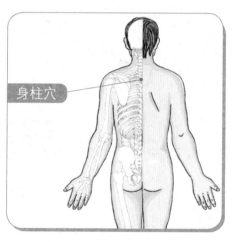

拔疗（3）

选穴：①身柱、肩贞、阿是穴；②大椎、天宗、阿是穴；③大椎、肩髃、阿是穴。

操作：刺络拔罐法。上述三组穴位每次任取一组治疗。先对穴位进行常规消毒，然后用三棱针点刺穴位，用闪火法将罐吸拔在穴位上，留罐10分钟，每天1次。

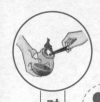

 方法2：外伤淤滞，肩关节疼痛区走罐消肿

选穴：肩关节疼痛区域。

操作：走罐法。在患者肩关节疼痛区域处涂润滑油，将罐吸附于肩后肌肉丰厚处，施术者握住罐底，慢慢沿肩关节疼痛区域，来回推动约数十次，以皮肤潮红充血为度。

 方法3：气血淤滞，吸拔天宗等穴肩不痛

选穴：天宗、膈俞、肝俞、肩髃。

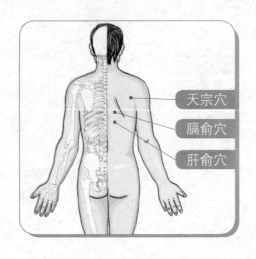

天宗穴
膈俞穴
肝俞穴

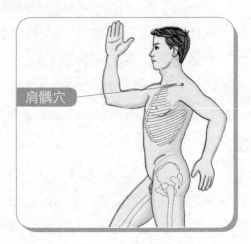

肩髃穴

操作：刺络拔罐法。先用三棱针点刺上述各穴，以微出血为度。起针后拔罐，留罐10分钟，每日1次，10次为1个疗程。

腰肌劳损

腰肌劳损又称慢性腰痛，是指腰背部肌肉、筋膜、韧带等软组织的慢性损伤，导致局部无菌性炎症，从而引起腰背部一侧或两侧的弥漫性疼痛。临床表现为长期反复发作的腰背部疼痛，呈钝性胀痛或酸痛不适，时轻时重，迁延难愈。休息、适当活动或经常改变体位姿势可使症状减轻。劳累、阴雨天气、受风寒湿影响则症状加重。中医学认为，本病多由劳逸不当，气血筋骨活动失调；或汗出受风，露卧贪凉，寒湿侵袭；或年老体弱，肝肾亏虚，骨髓不足等引起。在相应的穴位上拔罐，可祛风寒，利筋骨，通络止痛，有较好的效果。

【病例验证】

疾病信息：邱某，男，27岁。患者自述在搬电脑送货时，突然感觉腰部不适。就诊时觉得两侧腰肌酸痛，经检查，患者腰部肌肉有结节，肌肉较硬，弯腰疼痛，舌质暗黑，苔薄白腻，脉沉滑。诊断为腰肌劳损，证属肾气不足，寒湿腰痛。

具体拔法：取腰阳关穴、肾俞穴、承山穴，拔罐治疗3次后，腰痛大减，7次后症状全无。

 方法1：寒湿腰痛，吸拔大椎等穴祛寒除湿

拔疗（1）
选穴：大椎、风门、肾俞、命门。

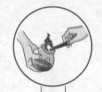

操作：闪火法。在上述穴位上采用闪火法将大小合适的罐体吸附于上述各穴，留罐10~15分钟。

拔疗（2）

选穴：肾俞、关元俞、环跳、委中、昆仑。

操作：刺络拔罐法。先用常规方法对以上各穴进行消毒，然后用毫针点刺各穴，留针20~30分钟，在留针时间每3分钟捻针1次，去针后在以上各穴拔罐，留罐10~15分钟。

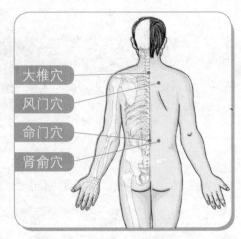

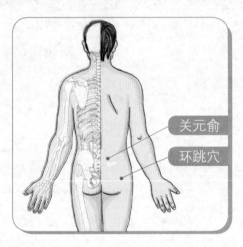

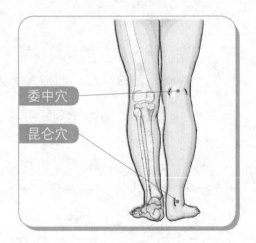

 方法2：劳损腰痛，吸拔关元俞等穴通络止痛

拔疗（1）

选穴：肾俞、关元俞。

操作：刺络拔罐法。先用常规方法对以上各穴进行消毒，然后用毫针点刺各穴，用平补平泻法，留针20~30分钟，在留针时间每3分钟捻针1次，去针后在以上各穴拔罐，留罐10~15分钟。

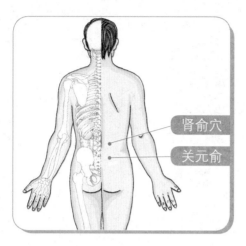

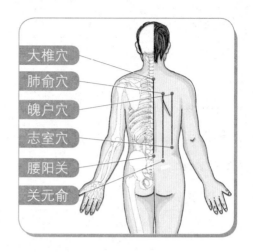

拔疗（2）

选穴：大椎至腰阳关、肺俞至关元俞、魄户至志室。

操作：走罐法。在要走罐的部位涂上润滑剂，将罐吸附于大椎穴后，施术者握住罐底，将罐稍稍倾斜，在大椎穴至腰阳关穴、肺俞穴至关元俞穴、魄户穴至志室穴之间，上下来回慢慢推动数十次，至皮肤潮红充血，甚至瘀血为止。

 方法3：肾虚腰痛，吸拔肾俞等穴强腰补肾

拔疗（1）

选穴：肾俞、关元俞、命门、腰眼、上髎、志室、阿是穴。

操作：刺络拔罐法。先用常规方法对以上各穴进行消毒，然后用毫针点刺各穴，用补法，留针20～30分钟，在留针时间每3分钟捻针1次，去针后在以上各穴拔罐，留罐10～15分钟，起罐后温灸。

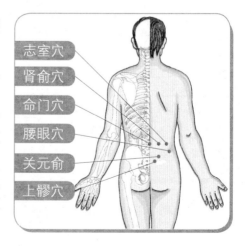

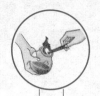

拔疗（2）

选穴：脾俞、肾俞、大肠俞、腰阳关。

操作：单纯拔罐法。在上述穴位上拔罐，留罐10分钟，每日1次，10次为1个疗程。

拔疗（3）

选穴：肾俞、志室、太溪、委中。

操作：单纯拔罐法。在上述穴位上拔罐，留罐10分钟，每日1次，10次为1个疗程。

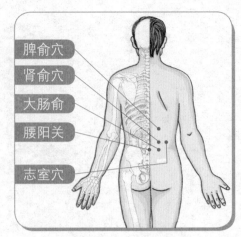

脾俞穴
肾俞穴
大肠俞
腰阳关
志室穴

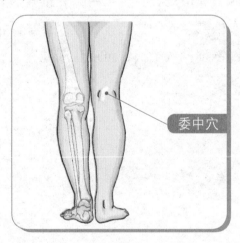

委中穴

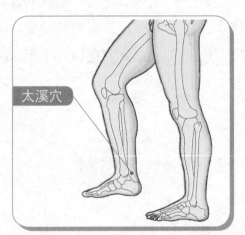

太溪穴

小贴士

腰肌劳损拔罐治疗期间要静养休息，不做剧烈运动和繁重劳动，节制房事，适当加强腰背肌肉锻炼，注意腰腿部的防寒保暖。肾小球肾炎、肾盂肾炎引起的腰痛忌用或慎用拔罐疗法。

网球肘

网球肘，又称肱骨外上髁炎，是一种常见的慢性劳损性疾病。多发生于需要反复做前臂旋转，用力伸腕工作的手工操作者、网球运动员及家庭妇女，因多用右手用力，故好发于右侧。通常表现为肘关节外侧疼痛、前臂活动不便、手臂乏力、腕部活动障碍等症状。中医称之为"肘痛"，多因劳伤或伤后气血阻滞，血不养筋，挟痰瘀凝结而成，一般分为风寒阻络型和气滞血瘀型。拔罐疗法可促进局部血液循环，通畅气血，活血化瘀，消炎止痛。

【病例验证】

疾病信息：杨某，男，31岁。患者自述为网球爱好者，半年前右肘经常疼痛，不能提拿重物，期间反反复复不愈，过度劳累后加重。经检查，患者肱骨外上髁有压痛，稍有筋节。拧毛巾动作时疼痛加剧，证属气血淤滞，筋脉受损。

具体拔法：取曲池穴、手三里穴、合谷穴，每天1次，并用热毛巾热敷15分钟，严禁提拿重物，经3次治疗，肘部疼痛减轻，继续巩固治疗7次后治愈。

 方法1：风寒阻络，吸拔曲池等穴祛风解表

拔疗（1）
选穴：曲池、手三里、外关、尺泽。

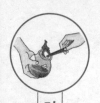

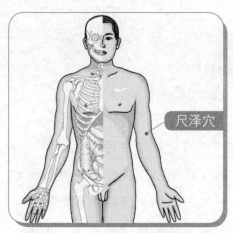

尺泽穴

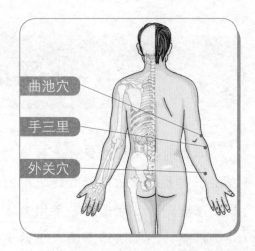

曲池穴

手三里

外关穴

操作：针罐法。先用毫针刺入，得气后留针10分钟，出针后，再进行拔罐，留罐10分钟，起罐后加温和灸10分钟，以皮肤潮红、感觉舒适为度，隔日1次，5次为1个疗程。

拔疗（2）

选穴：阿是穴（肘部压痛点）。

操作：刺络罐法。用常规方法对压痛点局部消毒后，用三棱针点刺肘部压痛点3～5下，然后立即拔罐，留罐10～15分钟，并拔出少量血液，起罐后擦净皮肤上的血液，用酒精棉消毒即可。

 方法2：气滞血瘀，吸拔膈俞等穴散瘀活血

选穴：膈俞、曲池、手三里、尺泽、孔最。

操作：叩刺、针罐法。先用梅花针轻叩疼痛部位，以皮肤发红或微微出血为度。血止后在上述各穴用毫针针刺，得气后留针10分钟，出针后拔罐，留罐10分钟，每日1次，5次为1个疗程。

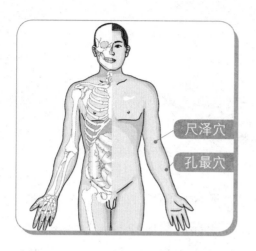

尺泽穴

孔最穴

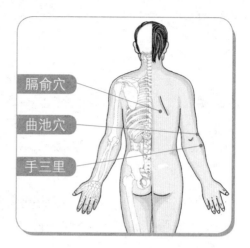

膈俞穴

曲池穴

手三里

小贴士

　　拔罐再配合推拿和敷贴疗法，治疗网球肘效果尤佳。治疗期间尽量减少肘部活动，勿提拿重物，睡眠时注意臂部和肘部的防寒保暖。从事反复伸屈肘关节工作的中老年人，应注意劳逸结合，适度进行有针对性的锻炼，有利于预防网球肘。

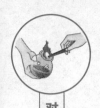

痔 疮

痔疮是在肛门或肛门附近因为压力而伸出隆起的血管，这些由于扩大、曲张所形成的柔软静脉团，类似腿部的静脉曲张，但痔疮常常会出血、栓塞或团块脱出。本病是成年人极为常见的疾病，会随年龄增长而发病率增高。中医学认为，本病多因久坐、久立或饮食失调、嗜食辛辣甘肥、劳倦过度等，导致肛肠气血不调、络脉淤滞、蕴生湿热而引发。按临床不同表现可分为气滞血瘀型、湿热淤滞型、脾虚气陷型三种。

【病例验证】

疾病信息：潘某，男，48岁。患者自述患痔疮20余年，近期因工作劳累加班，致使症状加重。1周以来大便时疼痛，出血甚多，自觉有物突出肛外，便后须缓缓托回，非常痛苦。经检查，患者舌苔薄黄，脉浮数，证属湿热下注。

具体拔法：取中髎穴、承山穴，针叩刺，并拔火罐10分钟，每天1次，5次治疗后疼痛、出血、脱出明显减轻。巩固治疗5次，恢复正常，随访2年未复发。

 方法1：气滞血瘀，背部膀胱经走罐凉血消痔

选穴：背部膀胱经。

操作：走罐法。先在背部膀胱经皮肤上涂抹润滑剂，将罐吸附于皮肤后，施术者握住罐底，将罐稍稍倾斜，上下来回慢慢推动数十次，至皮肤潮红充血，甚至瘀血为止。

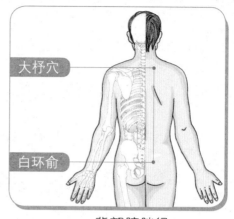

背部膀胱经

 方法2：湿热下注，吸拔承山等穴清热利湿

拔疗（1）
选穴：大肠俞、阴陵泉、承山、内庭。

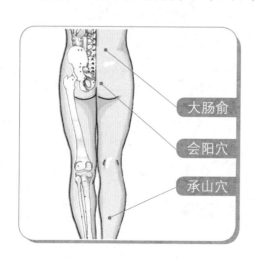
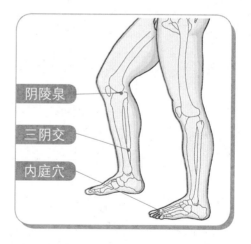

操作：单纯拔罐法、刺络罐法相结合。取大肠俞穴、阴陵泉穴、承山穴单纯拔罐法，留罐10分钟；内庭穴用三棱针点刺出血，出血量以3~5毫升为度，之后拔罐留罐10分钟，每日1次，5次为1个疗程。

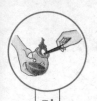
拔疗（2）

选穴：会阳、阴陵泉、承山、三阴交。

操作：刺络拔罐法。取上述各穴用梅花针轻叩刺，以皮肤发红或微微充血为度，之后拔罐留罐10分钟，每日1次，5次为1个疗程。

 方法3：脾胃亏损，吸拔气海俞等穴理肠疗痔

选穴：气海俞、大肠俞、足三里、委中、承山。

操作：单纯拔罐法。在上述穴位拔罐后留罐10分钟，每日1次，5次为1个疗程。

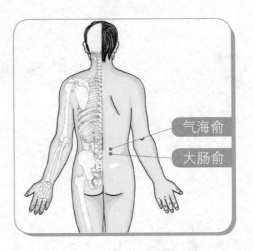

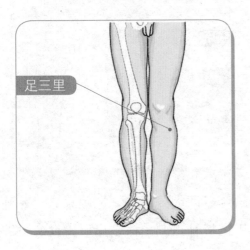

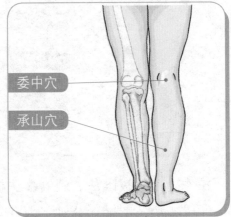

脱　肛

脱肛又名直肠脱垂，是指肛管、直肠向下脱出于肛门之外。多见于老年人和1～3岁的儿童。重者咳嗽、喷嚏、下蹲、负重时均可发生。平时常有大便不净或大便不畅的感觉。中医学认为，其病因、病机为素体虚弱，中气不足或劳力耗气，产育过多，大病、久病而使气虚失摄所致，也可因食辛辣醇酒刺激之品，湿热内生，下注肠道发生脱肛。拔罐配艾灸疗效显著，拔罐可以提升阳气，艾灸可以升阳举陷，还纳回位。

【病例验证】

疾病信息：于某，女，22岁。患者自述前些天吃海鲜后连续拉肚子9天，曾服用西药，但是大便时直肠脱出肛门外，需要用手托回，非常苦恼。经检查，患者舌苔薄白，脉细弱，证属虚证脱肛。

具体拔法：取气海穴、足三里穴、天枢穴、承山穴拔罐10分钟，起罐后灸这4个穴位再加百会穴。3次治疗后，脱肛症状消失，肛门自动上还，又配合艾灸拔罐3次以巩固疗效，随访1年未复发。

 方法1：中气下陷，吸拔百会等穴升阳举陷

拔疗（1）

选穴：百会、腰俞、大肠俞、白环俞、气海。

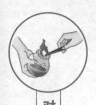

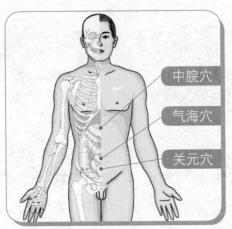

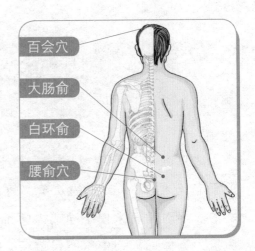

操作：艾灸拔罐法。先用艾条在百会穴上悬灸10～15分钟，然后在腰俞穴、大肠俞穴、白环俞穴、气海穴上拔罐，留罐10～15分钟，隔日1次。

拔疗（2）

选穴：脾俞、大肠俞、次髎、长强、中脘、气海、关元、足三里、三阴交。

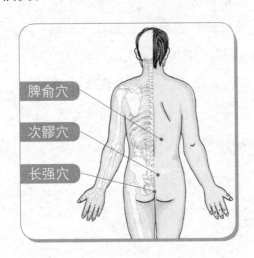

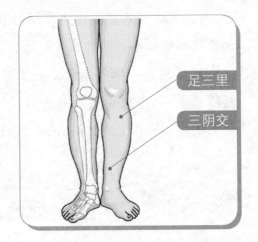

操作：艾灸拔罐法。先用艾条灸上述每穴3分钟左右，再在各穴上拔罐，留罐10～15分钟，每日1次。

方法2：脾肾两虚，吸拔脾俞等穴防直肠滑脱

拔疗（1）

选穴：次髎、足三里、脾俞、肾俞、气海。

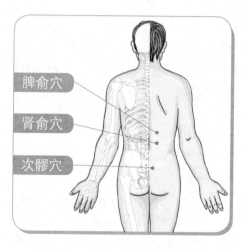

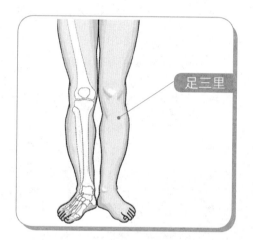

操作：闪火法。用闪火法在上述穴位拔罐，留罐10～15分钟，每日1次。

拔疗（2）

选穴：神阙、中脘。

操作：灸罐法。用闪火法在上述穴位上拔罐，留罐10～15分钟。起罐后，再在这两个穴位上温灸10～15分钟，每日1次，5次为1个疗程。

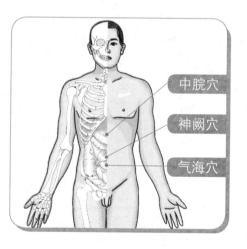

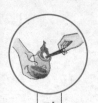

方法3：湿热下注，吸拔承山等穴防肛热肠脱

拔疗（1）

选穴：脾俞、大肠俞、白环俞、长强、气海、关元、足三里、承山。

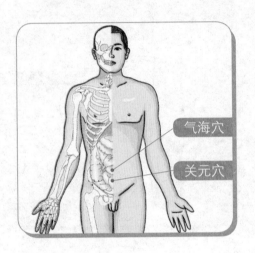

气海穴

关元穴

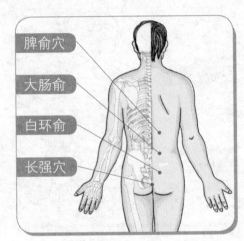

脾俞穴

大肠俞

白环俞

长强穴

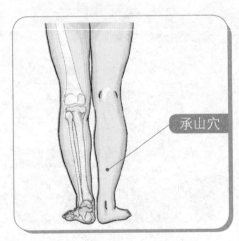

承山穴

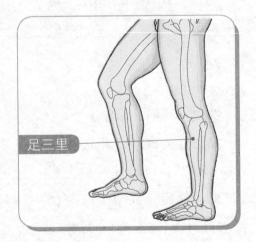

足三里

操作：针罐法。在上述穴位上常规消毒后，然后用毫针针刺穴位，起针后拔罐，留罐10～15分钟。

拔疗（2）

选穴：百会、长强、承山、大肠俞、曲池、大椎、中极、阴陵泉。

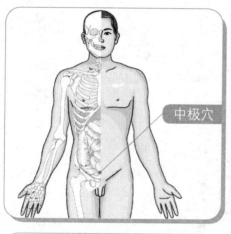
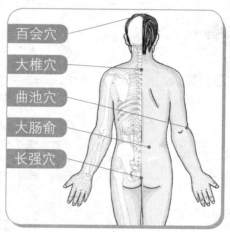

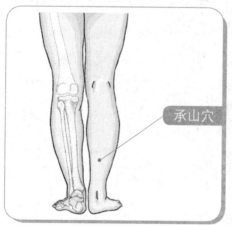
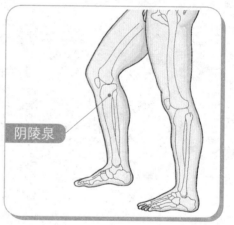

操作：单纯火罐法。在上述穴位上拔罐并留罐15～20分钟，每日1次，10次为1个疗程，2个疗程间隔5日。

小贴士

拔罐期间，避免过食辛辣肥甘、醇酒厚味，以减少体内湿热蓄积，预防湿热下注，从而有效预防脱肛。老年人要注意饮食营养搭配，合理膳食，避免营养不良导致体质虚弱、中气不足引发本病。严重脱肛者，应配合内服、外用中药等其他疗法。

第七章

男科病怎么拔

健康是构成男性魅力最重要的条件，然而，有些疾病似乎特别嫉妒男人，比如遗精、早泄、阳痿、前列腺炎等，男人一旦沾上这些疾病，其魅力就会大减，尤其是在爱人面前很没面子。利用拔罐打通男人的经络，把男科疾病消灭于无形中，将是男人健康＋魅力的最佳选择。

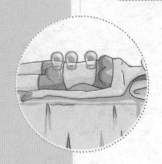

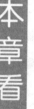

本章看点 ▼

- 遗 精
- 早 泄
- 阳 痿
- 前列腺炎

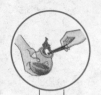

遗　精

遗精是指不因性交而精液自行外泄的一种男性性功能障碍性疾病，如果有梦而遗精者称为梦遗；无梦而遗精者，甚至清醒的时候精液自行流出称为滑精。但是如果发育成熟的男子，每月偶有1~2次遗精，且次日无任何不适者，属生理现象，不是病态。若遗精次数过频，每周2次以上或一夜数次，且有头昏眼花、腰腿酸软、两耳鸣响等症状者，则应及时治疗。中医学认为，遗精为精关不固所致，遗精初期多为心火、湿热引起，久遗则以肾虚为主。

【病例验证】

疾病信息：徐某，男，24岁。患者自述近3个月以来每周遗精2~3次，甚至在清醒时亦有滑泄，同时伴有心烦、失眠多梦、自汗、精神疲乏、食欲欠佳等症状。曾服用六味地黄丸等中成药未见效。诊断为滑精。

具体拔法：取肾俞穴、关元穴、气海穴、命门穴，采取灸罐法，先在上述各穴吸拔火罐，留罐10分钟，起罐后用艾条点燃温灸各穴15分钟，每日1次，10次为1个疗程。1个疗程后症状好转，继续巩固治疗3个疗程，诸症全无。

 方法1：梦遗，吸拔肾俞等穴滋阴养阳

拔疗（1）

选穴：肾俞、关元、气海、三阴交、心俞、中封。

操作：单纯拔罐法。在上述穴位吸附拔罐，留罐10～15分钟，每日1次，10次为1个疗程。

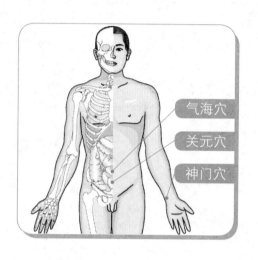

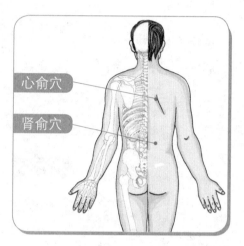

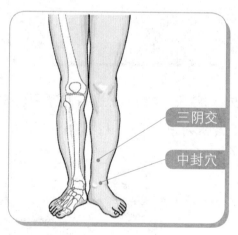

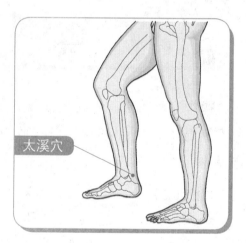

拔疗（2）

选穴：神门、关元、三阴交、太溪。

操作：单纯拔罐法。在上述穴位吸附拔罐，留罐10分钟，每日1次，10次为1个疗程。

方法2：滑精，吸拔关元等穴固摄精关

拔疗（1）

选穴：肾俞、命门、气海、关元。

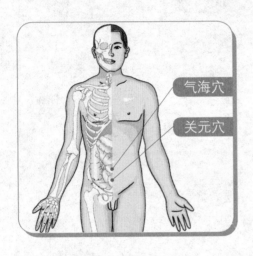

气海穴

关元穴

肾俞穴

命门穴

操作：灸罐法。先在上述各穴吸拔火罐，留罐10分钟，起罐后用艾条点燃温灸各穴10分钟，以皮肤有温热感为度，每日1次，10次为1个疗程。

拔疗（2）

选穴：脾俞、膈俞、中极、气海、关元、足三里、三阴交。

操作：单纯拔罐法。在上述穴位吸附拔罐，留罐10～15分钟，隔日1次。

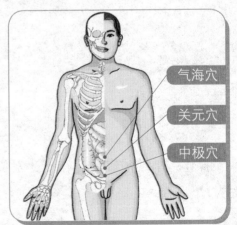

气海穴

关元穴

中极穴

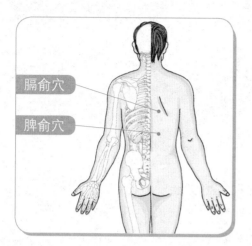

膈俞穴

脾俞穴

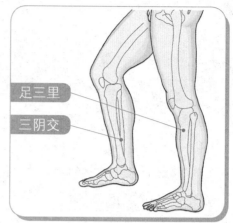

足三里

三阴交

小贴士

　　保持性器官清洁卫生，遗精时不要中途忍精，不要用手捏住阴茎不使精液流出，以免败精潴留精宫，变生他病。遗精后不要受凉，更不要用冷水洗涤，以防寒邪乘虚而入。同时日常起居要有规律，要调适情志，清心寡欲，陶冶情操，积极向上，惜精养身，节制房事，戒除手淫。

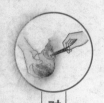

阳　痿

　　阳痿是指在有性欲要求时，阴茎不能勃起或勃起不坚，或者虽然有勃起且有一定程度的硬度，但不能保持性交的足够时间，因而妨碍性交或不能完成性交的一种病症。阳痿患者常伴有精神不振、头晕目眩、面色苍白、腰酸腿软、畏寒肢凉、阴囊多汗、小便黄赤等症状。中医学认为，本病多因肾虚、惊恐或纵欲过度导致精气虚损或少年手淫、思虑忧郁等因素所致，少数因湿热下注、宗筋弛缓而致。辨证可分为命门火衰型、心脾两亏型、惊恐伤肾型、湿热下注型四种。

【病例验证】

　　疾病信息：李某，男，35岁。患者自述自己患阳痿已2年，久治不见效果，同时还有腰酸腿软、睡眠不实的症状。经检查，患者舌苔淡白，脉细弱，证属命门火衰，心脾两虚。

　　具体拔法：取中极穴、命门穴、中髎穴，拔罐10分钟，拔罐后各穴灸10分钟，每天1次。治疗7次后腰酸腿软症状减轻，又巩固治疗7次，症状消失。

 方法1：命门火衰，吸拔关元等穴补肾强身

拔疗（1）
选穴：关元、中极、三阴交、大赫、肾俞、命门、腰阳关。

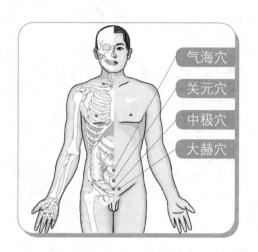

气海穴
关元穴
中极穴
大赫穴

肾俞穴
命门穴
腰阳关

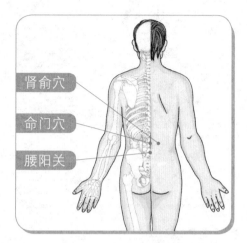

阴陵泉
三阴交

操作：灸罐法。先在上述各穴上拔罐，留罐15～20分钟，起罐后再在各穴位上温灸10～15分钟。

拔疗（2）

选穴：肾俞、气海、关元、阴陵泉。

操作：灸罐法。先在上述各穴吸拔火罐，留罐10分钟，起罐后再在各穴位上温灸15分钟，以皮肤有温热感为宜，每日1次，10次为1个疗程。

 方法2：心脾两亏，吸拔心俞等穴益养气血

拔疗（1）

选穴：关元、中极、三阴交、大赫、心俞、脾俞、肾俞、足三里。

操作：单纯拔罐法。在上述各穴上拔罐，留罐15～20分钟。

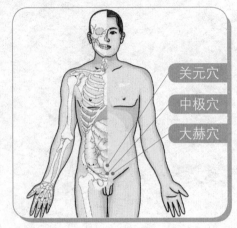

关元穴
中极穴
大赫穴

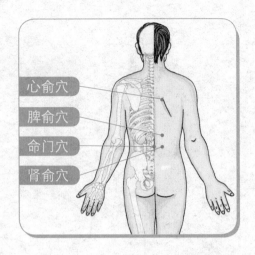

心俞穴
脾俞穴
命门穴
肾俞穴

拔疗（2）

选穴：心俞、命门、关元、中极、三阴交。

操作：灸罐法。先在上述各穴吸拔火罐，留罐10分钟，起罐后再在各穴位上温灸15分钟，以皮肤有温热感为宜，每日1次，10次为1个疗程。

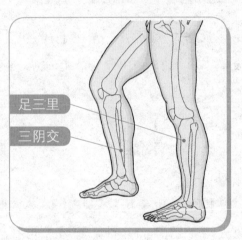

足三里
三阴交

 方法3：湿热下注，吸拔次髎等穴清利湿热

拔疗（1）

选穴：关元、中极、三阴交、大赫、膀胱俞、次髎、太冲。

操作：刺络罐法。用常规方法对上述各穴进行消毒，然后用三棱针点刺以上各穴，以微出血为度，点刺后拔罐，留罐15～20分钟。

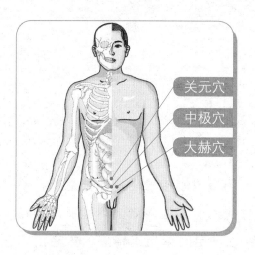

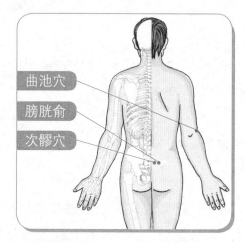

关元穴
中极穴
大赫穴

曲池穴
膀胱俞
次髎穴

拔疗（2）

选穴：曲池、中极、血海、三阴交。

操作：单纯拔罐法。在上述穴位拔罐，留罐10分钟，每日1次，10次为1个疗程。

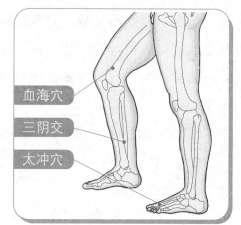

血海穴
三阴交
太冲穴

小贴士

本病多数属于功能性，阳痿患者思想负担重，因此在治疗时要帮助患者疏导压力，解除不良的心理因素，树立治愈疾病的信心。戒除手淫，勿纵欲，戒烟酒，劳逸结合，增加营养，适当锻炼，学习性知识，增强性技巧。对于器质性病变引起的阳痿，应及时就医。

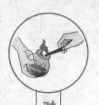
早　泄

早泄是指在性交时阴茎尚未插入阴道或刚接触阴道即行射精，不能进行正常性交活动的性功能障碍性疾病。早泄轻者当阴茎插入阴道内半分钟到2分钟，双方均没有达到性满足时即射出精液；重者则表现为男女身体刚刚接触，阴茎还没插入阴道，或刚进入或进入阴道仅抽送数次即射精，而不能进行正常性生活，并伴有头晕耳鸣、腰膝酸软、精神萎靡、失眠多梦，或口苦胁痛、烦闷纳呆等症状。若因新婚激动、疲劳、酒后偶尔发生早泄，不属病态。中医学认为，早泄主要因肾虚、脾经湿热、心脾亏损等引起。

【病例验证】

疾病信息：夏某，男，40岁。患者自述已育有一子，早泄已有1年有余，平时性情急躁，睡眠差，不耐劳力。偶尔酒后能性交达5分钟以上，其余时间均不能坚持1分钟，曾服用中成药，病情无好转。经检查，患者舌淡红，苔薄白，脉沉。

具体拔法：取肾俞穴、命门穴、关元穴、足三里穴、三阴交穴，拔罐并留罐10分钟，每日1次，并嘱其戒酒，加强锻炼，7次后症状有所好转，且明显感到疲乏感减轻。继续巩固治疗3个疗程后，恢复正常性生活。

拔疗（1）

选穴：命门、肾俞、关元、中极、足三里、三阴交、太溪。

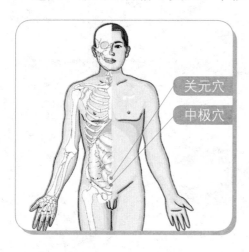

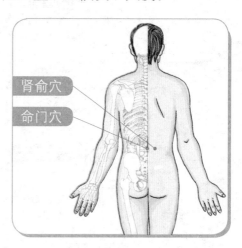

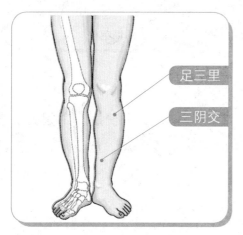

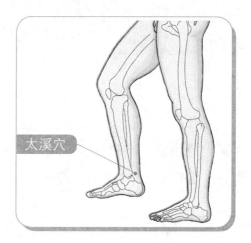

操作：单纯火罐法。在上述穴位取合适火罐拔罐，留罐10～15分钟，每日或隔日1次。

拔疗（2）

选穴：①关元俞、命门、中极；②肾俞、气海俞、膀胱俞；③次髎、

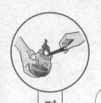

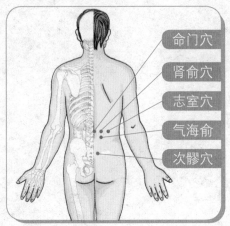

命门穴
肾俞穴
志室穴
气海俞
次髎穴

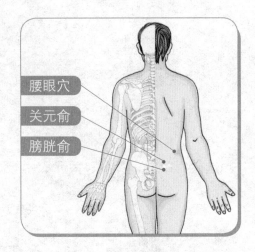

腰眼穴
关元俞
膀胱俞

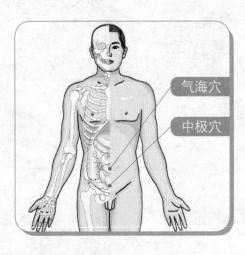

气海穴
中极穴

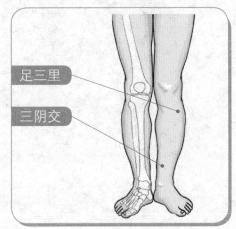

足三里
三阴交

志室、腰眼；④气海、足三里、三阴交。

操作：灸罐法。上述4组穴位，每天选用1组，交替使用。用闪火法在上述穴位拔罐，留罐15～20分钟。起罐后用艾条灸各穴，至局部有温热感为宜，每日1次，7次为4个疗程。

 方法2：心脾两虚，吸拔脾俞等穴健脾养心

选穴：脾俞、肾俞、命门、中极、气海、足三里、三阴交。

操作：单纯拔罐法。在上述穴位
拔罐，留罐10～15分钟，每日1次。

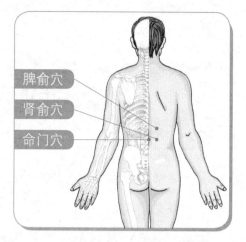

脾俞穴
肾俞穴
命门穴

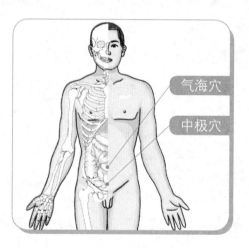

气海穴
中极穴

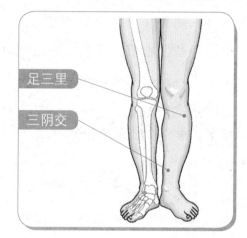

足三里
三阴交

小贴士

　　本病治疗期间要忌性生活，戒除手淫，杜绝纵欲。同时要消除紧张心理，解除心理压力，生活要有规律，日常饮食中可合理食用有温肾壮阳作用的药膳，以保证肾精的充满。

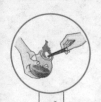

前列腺炎

　　前列腺炎是20～50岁男性容易罹患的一种泌尿系统疾病。患者尿道口常有白色黏液溢出，下腹部、会阴部或阴囊部疼痛，本病属中医"白浊"范畴，与肾阴不足、相火旺盛，肾亏于下、封藏失职，肾阴亏耗、阴损及阳，饮酒过度、损伤脾胃有关。前列腺炎可分为急性前列腺炎和慢性前列腺炎。急性前列腺炎多由湿热引起，表现为尿频、尿急、尿热、尿痛或恶寒发热，可有脓尿、终末血尿等症状。慢性前列腺炎多兼有脾肾阳虚，脓尿较少，尿道口有白色分泌物，但可伴有阳痿、早泄、遗精及血精症状。

【病例验证】

　　疾病信息：毛某，男，59岁。患者自述已有1年多的时间小便频数，尿流不畅，医院诊断为前列腺增生，慢性前列腺炎。近期因劳累症状加重，小便后有滴沥不畅、排出无力的特征，夜尿达10次之多，同时小腹坠胀，腰部酸痛无力。经检查，患者舌质淡，舌苔薄白，脉沉细，证属肾气不足，气化不利。

　　具体拔法：取关元穴、肾俞穴、次髎穴，起罐后每穴再艾灸10分钟，每日1次，3次后症状减轻，治疗10次后小便通畅，诸症消失，随访1年，未复发。

方法1：湿热内蕴，吸拔肾俞等穴清热利湿

拔疗（1）

选穴：肾俞、中极、阴陵泉、三阴交。

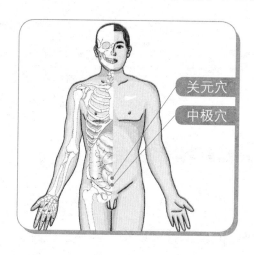

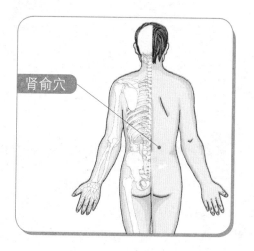

操作：针罐法。对上述各穴用毫针针刺得气后留针10分钟，拔罐后留罐10分钟，每日1次，10次为1个疗程。

拔疗（2）

选穴：命门、八髎（上、次、中、下髎）、关元、阴陵泉、三阴交、涌泉。

操作：单纯拔罐法。在上述各穴上进行常规拔罐，留罐10～15分钟，每日1次。

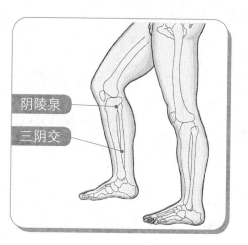

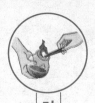
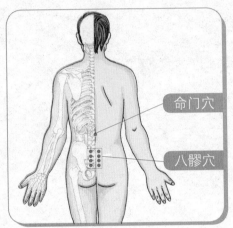

命门穴

八髎穴

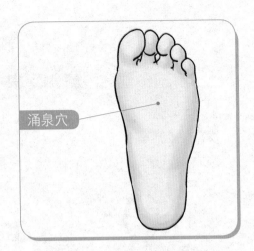

涌泉穴

方法2：脾肾阳虚，吸拔脾俞等穴活血化瘀

拔疗（1）

选穴：肾俞、膀胱俞、关元、中极、阴陵泉、三阴交、太溪、太冲。

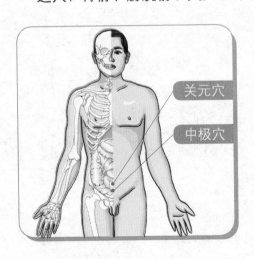

关元穴

中极穴

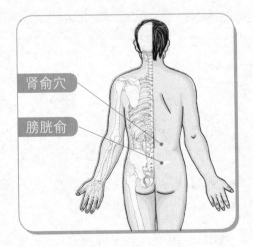

肾俞穴

膀胱俞

操作：火罐法。在上述穴位上用单纯火罐法吸拔穴位，留10～15分钟，每日或隔日1次。

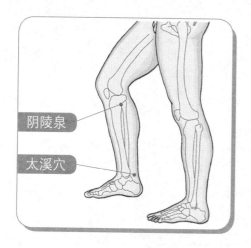

阴陵泉
太溪穴

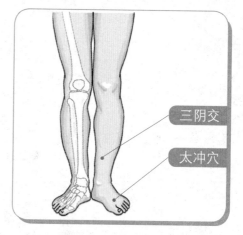

三阴交
太冲穴

小贴士

本病病情迁延，易复发，目前药物对本病尚无特效疗法，而拔罐、刮痧、针灸等中医外治法对前列腺炎有较好的疗效，因此也更有实用价值。同时要注意个人卫生，防止尿路感染，调整饮食结构，忌食辛辣食物，节制房事，适当锻炼，增强体质。

第八章

妇科病怎么拔

健康的女人最美丽。超凡脱俗的气质，源于健康的身体。一个病歪歪的女人，会有什么魅力可言呢？而妇科病向来就是女性的天敌，尤其是月经不调、痛经、带下病、盆腔炎、外阴瘙痒等妇科疾病往往让女人苦不堪言。神奇的拔罐疗法会让患有妇科病的女性朋友快快登上健康快车，把健康的阳光还给女人。

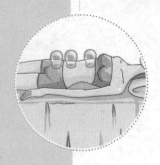

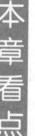

本章看点 ▽

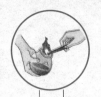

月经不调

月经不调是妇科最常见的疾病之一，月经的周期、经量、经质的任何一方面发生改变，均称为月经不调。临床表现为月经时间提前或延后、量或多或少、颜色或鲜红或淡红、经质或清稀或赤稠，并伴有头晕、心跳快、心胸烦闷，容易发怒、夜晚睡眠不好、小腹胀满、腰酸腰痛、精神疲倦等症状。中医学认为，月经不调通常由于实热、虚热蕴于体内，肝气抑郁不舒，或者气虚体弱所致。在身体相应穴位拔罐可以调和气血，调整脏腑功能，理气调经。

【病例验证】

疾病信息：任某，女，26岁。自述月经延后已有七八年了，结婚5年未孕，每月来月经之前怕冷，肚痛，行经时量少，颜色黑紫有血块。经检查，患者舌质淡，苔薄白，症属寒凝胞宫，行血不畅。

具体拔法：取血海穴、次髎穴、肾俞穴、关元穴，拔罐后每穴再艾灸15分钟，每日1次，2个月后经期正常，第3个月怀孕，后生一子。

 方法1：肾虚型，吸拔肾俞等穴固肾调经

选穴：①肾俞、气海、关元、三阴交、照海；②肾俞、命门、气穴、关元、太溪。

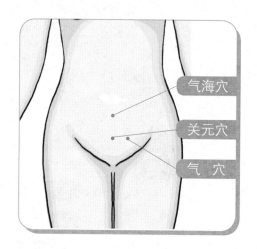

气海穴

关元穴

气 穴

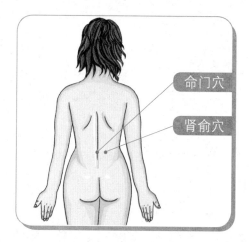

命门穴

肾俞穴

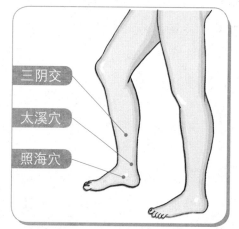

三阴交

太溪穴

照海穴

操作：灸罐法。上述两组穴位每天交替选一组，先用艾条温灸一组穴位15分钟，以皮肤有温热感及人体感觉舒适为宜，之后吸拔火罐，留罐10分钟，每日1次，10次为1个疗程。

方法2：实热型，吸拔肝俞等穴清热凉血

选穴：肝俞、脾俞、八髎。

操作：闪火法。将大小合适的罐吸附在上述穴位上，留罐10～15分钟，以皮肤潮红充血为度，每日或隔日1次，10次为1个疗程。

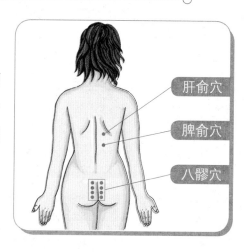

肝俞穴

脾俞穴

八髎穴

方法3：虚热型，吸拔大椎等穴迫血归经

选穴：大椎、膈俞、肝俞、肾俞。

操作：闪火法。患者于月经结束后3天开始进行，将大小合适的罐吸附在上述穴位上，留罐10～15分钟，以皮肤潮红充血为度。

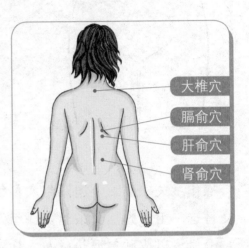

大椎穴

膈俞穴

肝俞穴

肾俞穴

小贴士

拔罐不可在经期进行，经前和经期忌食生冷寒凉之品，以免寒凝血瘀而痛经加重；月经量多者，不宜食用辛辣香燥之物，以免热迫血行，出血更甚。经期应注意休息，加强营养，增强体质，同时要注意经期及性生活卫生。

痛　经

痛经是妇女在月经来潮及行经前后出现下腹部疼痛难忍，影响工作和学习的病症。属中医的"痛经"或"经行腹痛"范畴，是妇科常见病症。原发性痛经无器质性病变，继发性痛经由盆腔器质性疾病引起。痛经多因气滞血瘀、寒湿凝滞、气血虚损等因所致。拔罐能温经散寒，疏通经络，活血调气，化瘀止痛。

【病例验证】

疾病信息：贺某，女，20岁。患者自述自己4年多来每月月经来潮后，都腹痛难忍，甚至吃止痛片都不管用，用手按压或用热水袋捂会有所缓解。经检查，患者舌质淡胖，舌苔薄白，脉沉细尺弱，诊为寒凝胞宫。

具体拔法：取大椎穴、气海穴、子宫穴、次髎穴，拔火罐，每日1次，每1次治疗后觉得腹部痛减，连续拔罐7天，周期疼痛消失，症状消除，随访1年未复发。

 方法1：气滞血瘀，吸拔膈俞等穴理气止痛

拔疗（1）

选穴：膈俞、肝俞、八髎。

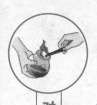

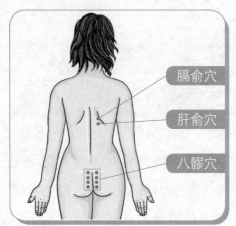

膈俞穴
肝俞穴
八髎穴

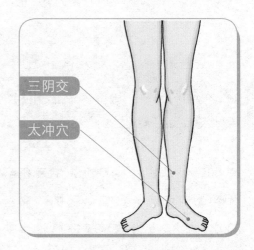

三阴交
太冲穴

操作：闪火法。将大小合适的罐吸附在上述穴位上，留罐10～15分钟，以皮肤潮红充血为度，每日或隔日1次，10次为1个疗程。

拔疗（2）
选穴：气海、曲泉、三阴交、太冲。

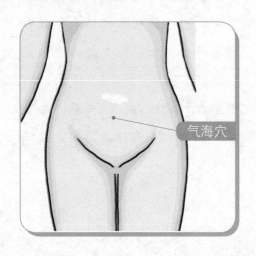

气海穴

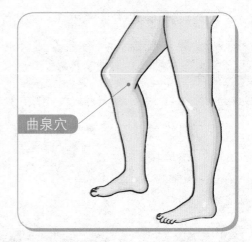

曲泉穴

操作：刺络拔罐法。先取太冲穴用梅花针叩刺出血，以皮肤微出血为度。余穴采用单纯拔罐法，留罐10分钟，每日1次，10次为1个疗程。

方法2：寒湿凝滞，吸拔肾俞等穴温经止痛

选穴：肾俞、中极、阴陵泉、三阴交。

操作：灸罐法。先用艾条点燃温灸上述各穴15分钟，以皮肤有温热感及感觉舒适为宜，之后吸拔火罐，留罐10分钟，每日1次，10次为1个疗程。

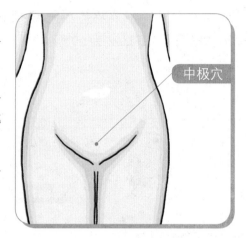

中极穴

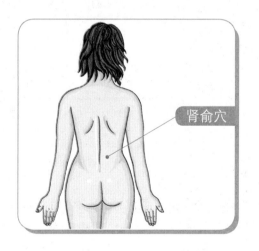

肾俞穴

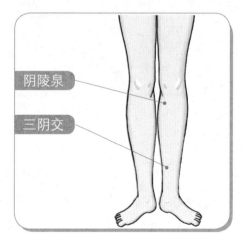

阴陵泉

三阴交

 方法3：气血亏虚，吸拔脾俞等穴补益气血

选穴：脾俞、气海俞、关元、足三里。

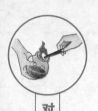

操作：灸罐法。先用艾条温灸上述各穴15分钟，以皮肤有温热感及感觉舒适为宜，之后吸拔火罐，留罐10分钟，每日1次，10次为1个疗程。

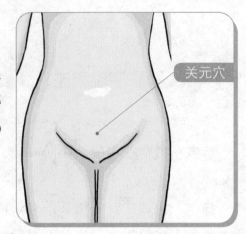

关元穴

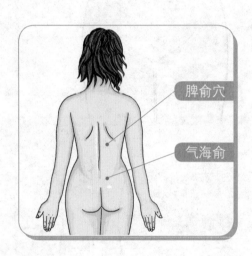

脾俞穴

气海俞

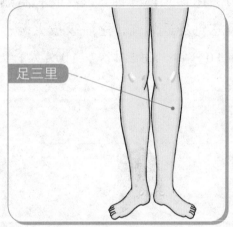

足三里

小贴士

拔罐治疗痛经效果较好，但疗程较长，一般要连续治疗2～3个月经周期，患者要有信心配合治疗。一般在月经前1周开始治疗，经期拔罐避开腹部穴位。治疗期间要注意饮食的调节，忌食生冷、辛辣、油腻食物，保暖防寒，保持心情舒畅。经期不宜洗冷水浴和游泳，忌过性生活。

闭　经

　　闭经即不来月经，通常分为原发性和继发性两类。妇女超过18岁仍不来月经叫原发性闭经；已经建立了正常月经周期后，连续3个月以上不来月经叫继发性闭经。本病属中医的"经闭""月水不通"范畴，多由先天不足、后天失养、肝气郁结、情志失调导致血虚气滞，冲任二脉失调，胞络受阻闭经。拔罐能散寒解郁，调血疏经气，使月经趋于正常。

【病例验证】

　　疾病信息：秦某，女，40岁。患者自述之前因家庭琐事与爱人生气后又受凉，导致月经骤停，半年多来月经一直没来，同时还腰酸背痛，身体倦怠，小肚凉痛，白带绵绵，无色无味，胁肋腹痛、腹胀，平时易发火，失眠。曾让西医治疗，效果不明显。经检查，患者舌苔薄白而腻，脉沉缓，诊为气郁气滞，寒凝经脉，致继发性闭经。

　　具体拔法：取期门穴、肝俞穴、关元穴、次髎穴，拔火罐10分钟，每日1次，10日后月经来潮，随访1年周期正常。

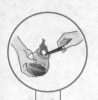

方法1：气血虚弱，吸拔血海等穴补气养血

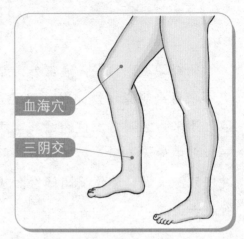

选穴：血海、三阴交。

操作：单纯拔罐法。在上述穴位上吸附拔罐，留罐10～15分钟，每日1次。

方法2：气滞血瘀，吸拔肝俞等穴理气活血

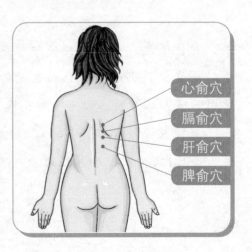

选穴：心俞、膈俞、肝俞、脾俞。

操作：闪火法。采用闪火法将罐体吸附于上述穴位上，留罐10～15分钟，以皮肤潮红充血为度。每日或隔日1次，10次为1个疗程。

方法3：痰湿阻滞，吸拔大椎等穴燥湿化痰

选穴：①大椎、肝俞、脾俞；②身柱、肾俞、气海、三阴交；③命

门、关元。

操作：刺络罐法。上述三组穴位每天交替选一组，先用三棱针在一组穴位上点刺，然后用闪火法将罐吸拔在该组穴位上，留罐15分钟，每次1组穴，每日1次。

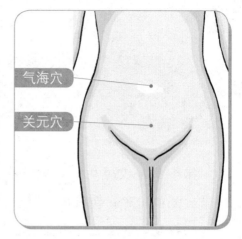

气海穴

关元穴

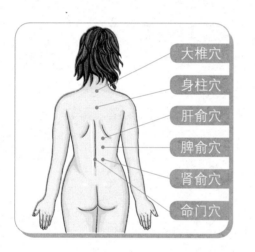

大椎穴

身柱穴

肝俞穴

脾俞穴

肾俞穴

命门穴

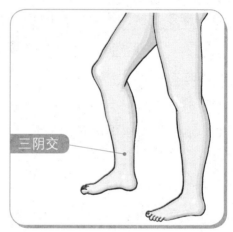

三阴交

小贴士

拔罐疗法只可治疗功能性闭经，同时配合药物疗法，可取得较满意的效果。而对于生殖系统发育不全的闭经则无治疗意义。闭经患者在治疗期间应注意情志调摄，保持精神愉快，并忌食寒凉酸冷之物，以免损伤脾阳或凝滞气血。

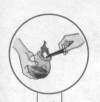

带下病

　　带下病是女性生殖系统疾病中的一种常见病症。白带是指妇女阴道分泌的一种白色液体，有生理性白带和病理性白带之分。月经前期或妊娠期，因生殖器充血所致的分泌物增加者，属于生理性白带；如果量多，持续不断，或颜色、性质、气味等见异常变化，并伴有面色萎黄、精神疲倦、乏力、腰酸腹冷、小腹坠胀、阴部瘙痒、小便短黄等症状，属于病理性白带，即为带下病。中医学认为，带下病多是因为脾虚，运化失常，肾气不足，任、带两脉失于固摄及湿毒下注所致，治疗时尤以调脾最为重要。

　　【病例验证】

　　疾病信息：李某，女，35岁。患者自述患带下病已有3年，带下色黄，气味秽臭、质稠、量多，同时每天早晨起床后觉口苦、咽干，睡眠也不好，大便干燥，烦躁易怒。曾在医院检查为宫颈炎，吃西药治疗效果不好。经检查，患者舌质黄腻，脉弦滑数，诊为湿热带下。

　　具体拔法：取次髎穴，用皮肤针刺络后，拔罐15分钟，每日1次，3次后症状全无，随访1年未复发。

方法1：脾虚湿困，吸拔脾俞等穴温经止带

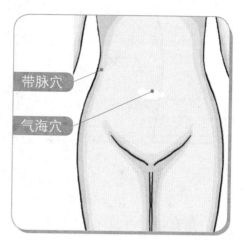

选穴：带脉、脾俞、肾俞、白环俞、八髎、气海、三阴交。

操作：闪火法。采用闪火法将罐体吸附于上述穴位并留罐10～15分钟，以皮肤潮红充血为度。

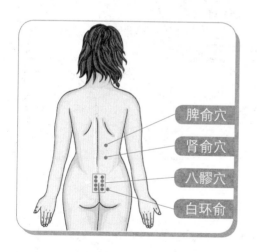

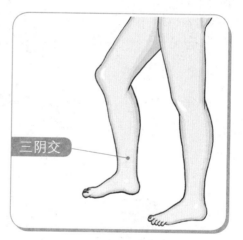

方法2：湿热下注，吸拔次髎等穴固涩止带

拔疗（1）

选穴：带脉、脾俞、次髎。

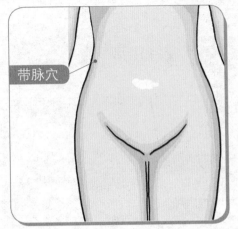

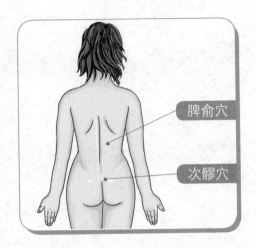

操作：闪火法。采用闪火法将罐体吸附于上述穴位，留罐10～15分钟，以皮肤潮红充血为度。

拔疗（2）

选穴：带脉、白环俞、次髎、气海、地机、三阴交。

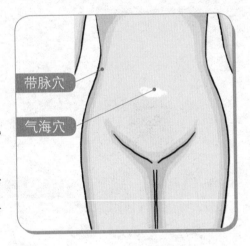

操作：针罐法。对上述穴位用常规方法消毒后，用毫针针刺，起针后用闪火法拔罐，留罐10～15分钟。

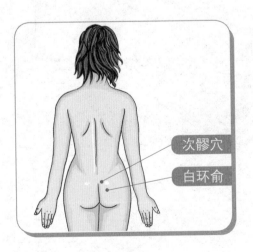

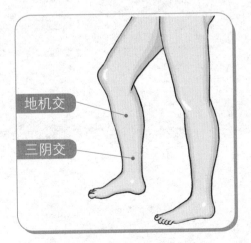

拔疗（3）

选穴：脾俞、次髎、蠡沟、三阴交、太冲。

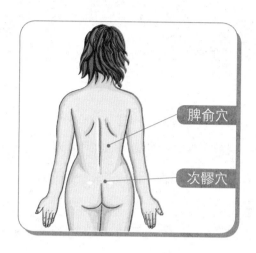
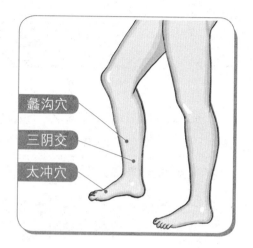

　　操作：刺络拔罐、单纯拔罐法相结合。先取脾俞穴、次髎穴、太冲穴用梅花针叩刺，后在脾俞穴、次髎穴上拔罐，以有较多血点冒出皮肤为度。蠡沟穴、三阴交穴用单纯拔罐法，留罐10分钟，每日1次，10次为1个疗程。

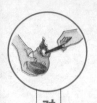

盆腔炎

　　盆腔炎是指妇女盆腔内生殖器官的炎症，包括子宫肌炎、子宫内膜炎、输卵管炎、卵巢炎、盆腔结缔组织炎和盆腔腹膜炎。常表现为下腹部肿胀或隐痛，性生活后腹痛更甚，小腹自觉有肿块，常伴有月经紊乱、腰痛、白带增多等。本病属中医的"带下"范畴，一般可分为寒湿凝滞型、湿热下注型、气滞血瘀型。拔罐不仅可以止痛消炎，还可以活血化瘀。

【病例验证】

　　疾病信息：潘某，女，33岁。患者自述3年前开始腰痛坠胀，经量少，色淡红，曾在医院诊断为盆腔炎，打针吃药效果都不太好。经检查，患者舌苔薄白，脉沉细尺弱，证属脾虚气滞。

　　具体拔法：取关元穴、血海穴、三阴交穴、脾俞穴、肾俞穴，拔火罐10分钟，然后艾条温灸每穴10分钟，每日1次。治疗3次后，患者自觉症状减轻，又治疗7次，症状消除，随访2年未复发。

 方法1：寒湿凝滞，吸拔肾俞等穴清热利湿

　　选穴：肾俞、关元、归来、阴陵泉、三阴交。

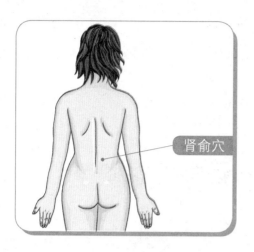

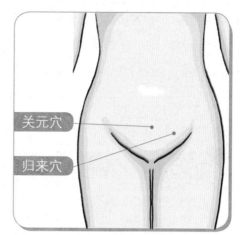

肾俞穴

关元穴

归来穴

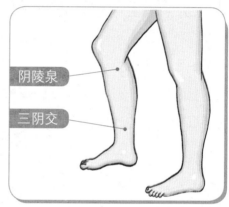

阴陵泉

三阴交

操作：灸罐法。先用艾条温灸以上各穴15分钟，以皮肤有温热感及感觉舒适为宜，之后吸拔火罐，留罐10分钟，每日1次，10次为1个疗程。

方法2：湿热下注，吸拔肝俞等穴清利湿热

选穴：肝俞、肾俞、血海、地机、三阴交。

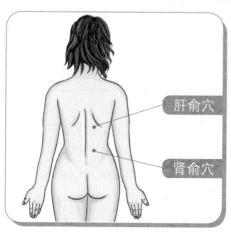

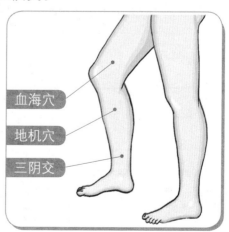

肝俞穴

肾俞穴

血海穴

地机穴

三阴交

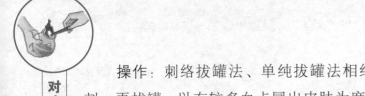

操作：刺络拔罐法、单纯拔罐法相结合。先在肝俞穴用梅花针轻叩刺，再拔罐，以有较多血点冒出皮肤为度。上述其余穴用单纯拔罐法，留罐10分钟，每日1次，10次为1个疗程。

 方法3：气滞血瘀，吸拔心俞等穴行气活血

选穴：心俞、膈俞、肝俞、次髎。

操作：闪火法。采用闪火法将罐体吸附于上述穴位上，留罐10～15分钟，以皮肤潮红充血为度。

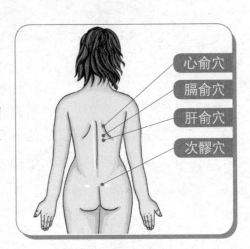

心俞穴
膈俞穴
肝俞穴
次髎穴

小贴士

拔罐治疗盆腔炎周期较长，一般需要3～5个疗程方可见效，症状缓解后尚需3～5个疗程巩固疗效，因此患者要有耐心和信心配合治疗。同时，在拔罐治疗本病期间，要积极查治可能引发本病的其他疾病。

外阴瘙痒

外阴瘙痒是外阴各种不同病变所引起的一种症状，主要症状表现为外阴及阴道瘙痒不适，有的可波及整个外阴，有的可局限于某部或单侧外阴，有时可累及肛周，常呈阵发性发作，也可为持续性，一般夜间加剧，痒痛难忍，坐卧不安，有的伴有白带，带黄、质稠、有味。久治不愈者可转变为苔藓样硬化。本病属于中医"阴痒"范畴，一般可分为肝经湿热型、肝肾阴虚型、湿虫滋生型。

【病例验证】

疾病信息：廖某，女，28岁，已婚。患者自述患外阴瘙痒近2年，最近因外阴奇痒难忍就诊，经检查，患者外阴奇痒难忍，抓伤后疼痛加剧。外阴病变皮肤增厚，似皮革隆起有皱襞，并且出现湿疹样改变，表面颜色暗红，夹杂有界限清晰的白色斑块。

具体拔法：取中极穴、足三里穴、阴廉穴、三阴交穴、太冲穴，拔罐，留罐10～15分钟，每隔1～2日1次，10次为1个疗程。治疗期间，同时注意保持外阴干燥、清洁。2个疗程后，外阴瘙痒大大减轻，继续巩固治疗5个疗程痊愈。

 方法1：肝经湿热，吸拔八髎等穴清热止痒

选穴：肝俞、脾俞、八髎（上、次、中、下髎之合称）。

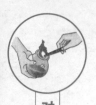
操作：闪火法。采用闪火法将罐体吸附于上述穴位上，留罐10~15分钟，以皮肤潮红充血为度。每日或隔日1次，10次为1个疗程。

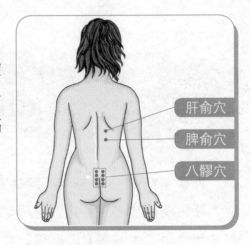

肝俞穴
脾俞穴
八髎穴

 方法2：肝肾阴虚，吸拔肝俞等穴补虚止痒

选穴：肝俞、肾俞。

操作：闪火法。采用闪火法将罐体吸附于上述穴位上，留罐10~15分钟，以皮肤潮红充血为度。每日或隔日1次，10次为1个疗程。

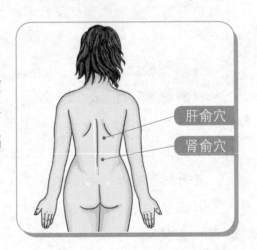

肝俞穴
肾俞穴

更年期综合征

更年期是妇女生殖功能由旺盛时期到完全停止的一个过渡时期（45～55岁）。更年期综合征是指在此过渡时期中，女性所出现的一系列因激素减少及机体衰老所引起的以自主神经系统功能紊乱为主的身体不适，如绝经或月经紊乱、情绪不稳定、潮热汗出、心慌、失眠、头晕等。本病属中医的"绝经前后诸证"范畴。病机为绝经前后，肾气渐衰，冲任渐亏，以致阴阳平衡失调，脏腑功能失常。主要有心肾不交型、肝肾阴虚型、脾肾阳虚型三种。

【病例验证】

疾病信息：谷某，女，49岁。患者自述最近一段时间身上总是一阵一阵地出汗，伴有头晕耳鸣，易怒，心烦，腰膝酸软，双腿无力，脸还常发红发热，月经也先后无定期，时多时少，在某医院诊断为更年期综合征。经检查，患者舌红少苔，脉细数，诊为肝肾阴虚。

具体拔法：取心俞穴、肝俞穴、肾俞穴、脾俞穴、大椎穴，拔火罐10分钟，每日1次。治疗1次后，患者自觉头晕耳鸣减轻，睡觉也比以前踏实，出汗也减少了，又治疗7次后症状大部分消失。

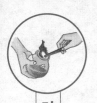

 方法1：心肾不交，吸拔心俞等穴安神定志

选穴：心俞、膈俞、肾俞。

操作：闪火法。采用闪火法将罐体吸附于上述穴位上，留罐10～15分钟，以皮肤潮红充血为度。每日或隔日1次，10次为1个疗程。

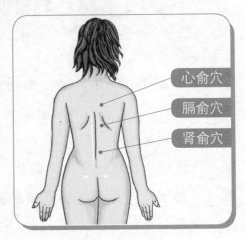

心俞穴
膈俞穴
肾俞穴

 方法2：肝肾阴虚，吸拔肝俞等穴滋阴补虚

选穴：心俞、膈俞、肝俞、脾俞。

操作：闪火法。采用闪火法将罐体吸附于上述穴位上，留罐10～15分钟，以皮肤潮红充血为度。每日或隔日1次，10次为1个疗程。

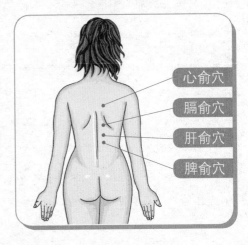

心俞穴
膈俞穴
肝俞穴
脾俞穴

 方法3：脾肾阳虚，吸拔肾俞等穴益阳补虚

选穴：肝俞、肾俞、气海、关元。

操作：闪罐法。在上述穴位闪罐15～20次，隔日1次。

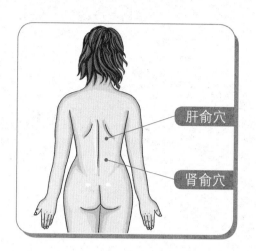

肝俞穴

肾俞穴

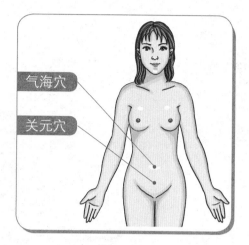

气海穴

关元穴

小贴士

　　临床研究证明，拔罐对治疗更年期综合征有很好的疗效。本病治疗期间，要保持精神愉快，也可配合中成药"更年安"等治疗。

第九章

儿科病怎么拔

孩子是祖国的希望，家庭的太阳。孩子一旦生病，会搞得全家手忙脚乱，尤其是还没到说话年龄的孩子，生病了更让家长着急。利用拔罐为孩子治病，既没有不良反应，还操作方便，经济实用。依据孩子的病况，找到相关的穴位，为孩子拔罐，相信你手把手传递的不仅是健康，还有一份浓浓的关爱。

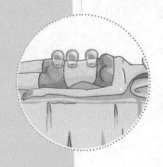

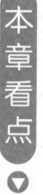

本章看点 ▼

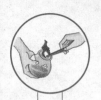

小儿腹泻

小儿腹泻是一种胃肠功能紊乱综合征。3岁以下婴幼儿，消化功能尚不成熟，抵抗疾病的能力差，尤其容易发生腹泻。夏秋季节是病菌多发期，多种细菌、病毒、真菌或原虫可随食物或通过污染的手、玩具、用品等进入消化管，很容易引起肠道感染性腹泻。主要表现为大便稀薄，呈黄色或黄绿色稀水样，似蛋花汤样，或夹杂未消化食物，或含少量黏液，有酸臭味，偶有呕吐或溢乳、食欲减退。若久泻不愈，可导致营养不良，影响生长发育。一般分为风寒型腹泻、伤食型腹泻、脾胃虚弱型腹泻。

【病例验证】

疾病信息：王某，男，3岁。患儿家属自述小儿腹泻已十余天，水样便，黄绿色，每天约10次，儿科门诊确诊为消化不良腹泻。大便常规镜检：有黏液、未消化物、脂肪滴，白细胞、红细胞少许。大便培养无细菌生长。曾用中西药治疗，效果不显著。

具体拔法：取脾俞穴、命门穴、中脘穴、神阙穴、天枢穴，先对神阙穴、天枢穴用艾条温和灸，约30分钟，以局部皮肤红晕为度。余穴采用单纯拔罐法，治疗1天后大便次数逐渐减少，2天后症状消失。

 方法1：风寒型，吸拔大椎、天枢等穴

选穴：大椎、肺俞、中脘、神阙、天枢。

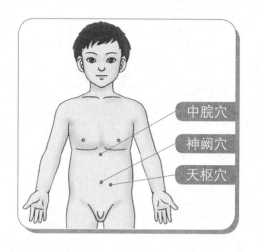
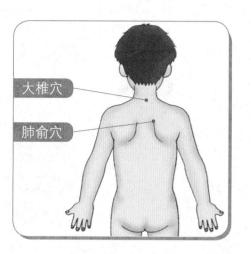

操作：单纯拔罐法。在上述穴位上拔罐并留罐5～10分钟，之后用艾条温和灸大椎穴、肺俞穴10～15分钟，以局部皮肤红晕为度。每日1次，5次为1个疗程。

 ## 方法2：伤食型，吸拔大杼、脾俞等穴

拔疗（1）

选穴：背部足太阳膀胱经（大杼至大肠俞）。

操作：走罐法。在其背部涂上适量按摩乳，选择小号罐用闪火法将罐吸附于脾俞穴，然后沿足太阳膀胱经大杼穴至大肠俞穴，做上下来回推拉走罐数次，直至局部皮肤潮红为宜。

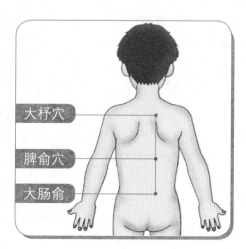

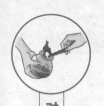

拔疗（2）

选穴：天枢、水分、气海、脾俞、大肠俞、关元俞。

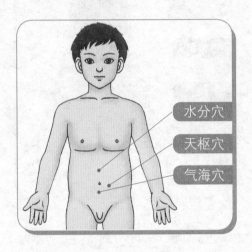

水分穴

天枢穴

气海穴

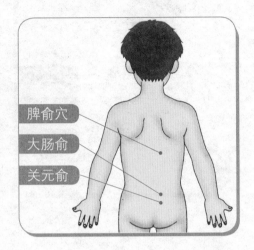

脾俞穴

大肠俞

关元俞

操作：留罐法。先在腹部的天枢穴、水分穴、气海穴拔罐，拔罐后留罐5分钟，再拔背部的脾俞穴、大肠俞穴、关元俞穴5分钟，每日1次。

 方法3：脾胃虚弱型，吸拔命门等穴

选穴：脾俞、命门、中脘、神阙、天枢。

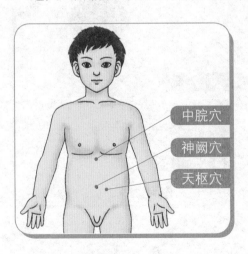

中脘穴

神阙穴

天枢穴

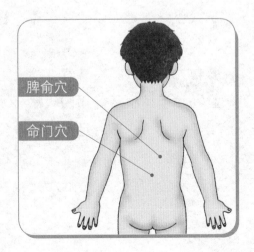

脾俞穴

命门穴

操作：灸罐法。先在神阙穴用艾条温和灸5～10分钟，上述其余穴位采用单纯拔罐法，每日1次，10次为1个疗程。

小贴士

本病治疗期间应调整小儿饮食，以减轻小儿肠胃负担，同时要让小儿多饮水或饮淡盐水，以防小儿脱水及电解质紊乱。

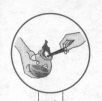

小儿疳积

小儿疳积即小儿营养不良症，是一种慢性营养缺乏病，主要是由于喂养不当或某些疾病（如婴幼儿腹泻、先天幽门狭窄、腭裂、急慢性传染病、寄生虫病等）所引起。多发于5岁以下婴幼儿。小儿疳积初期有不思饮食、恶心呕吐、腹胀或腹泻，继而可见烦躁哭闹、睡眠不实、喜欢俯卧、手足心热、口渴喜饮、午后颜面两颧发红、大便时干时溏、小便如淘米水样，日久则面色苍黄、机体消瘦、头发稀少结如穗状、头大颈细、腹大肚脐突出、精神萎靡等。一般分为饮食不节、脾胃亏虚型和感染寄生虫型。

【病例验证】

疾病信息：霍某，女，1岁5个月。患儿家属自述，由于没有育儿经验，对孩子照顾不周，患儿发育较正常同龄儿稍差，大便稀薄，每日数次，形体消瘦，面色稍萎黄，食欲缺乏，精神萎靡，毛发稀疏，好发脾气。经检查，患儿舌质淡，苔薄白。

具体拔法：取脾俞穴、胃俞穴、中脘穴、章门穴、四缝穴、足三里穴，先用艾条温和灸脾俞穴、胃俞穴、中脘穴、章门穴、足三里穴约10分钟，以皮肤有温热感为度，之后留罐5分钟，每日1次，10次为1个疗程。再对四缝穴用三棱针点刺，挤出黄白色透明样黏液，两侧交替操作。治疗1个疗程后，患儿精神转佳，食欲增加，大便每日1～2次。继续巩固治疗3个疗程后，其体质基本好转，颜面红润，精神活泼，身体健壮，饮食大便均正常。

方法1：脾胃亏虚型，背部脊柱两侧走罐调脾胃

选穴：背部脊柱两侧、四缝、鱼际。

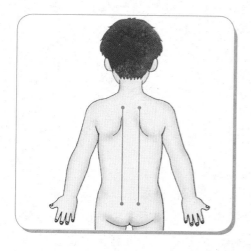

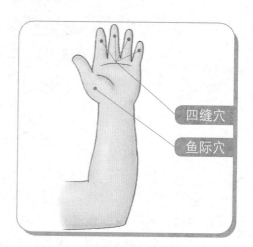

四缝穴

鱼际穴

操作：走罐法。在小儿的背部脊柱两侧涂抹润滑剂，施术者将罐吸附于患儿背部脊柱两侧，握住罐底，将罐稍稍倾斜，向下沿背部脊柱两侧，上下来回慢慢推动数十次，至皮肤潮红充血，甚至瘀血为止。可再用三棱针点刺四缝穴、鱼际穴至微出血。隔日1次。

方法2：寄生虫型，吸拔百虫窝穴巧治

选穴：膻中、中脘、章门、天枢、气海、百虫窝、足三里。

操作：单纯拔罐法。患儿取合适体位，施术者在上述各穴拔罐后留罐10分钟，每日1次，10次为1个疗程。

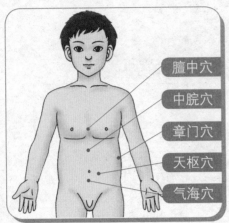

膻中穴
中脘穴
章门穴
天枢穴
气海穴

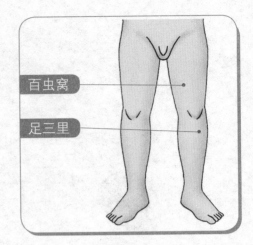

百虫窝
足三里

小贴士

重点调理小儿饮食，多种营养成分合理调配，克服患儿挑食、偏食的不良习惯，并注意饮食卫生，预防各种肠道传染病和寄生虫病的发生。同时带小儿多做户外活动，增加运动量，增加饭量，才能增强体质，使身体健康。

小儿厌食

　　小儿厌食症是指小儿较长时期见食不贪、食欲缺乏、厌恶进食甚至拒食的病症。多见于1～6岁小儿，常因喂养不当，饮食失去节律而致脾胃运化受纳不分所引起。主要症状为厌恶进食，常伴有打嗝、恶心、多食后腹部脘腹作胀，甚至呕吐，大便不调，形体偏瘦等。其发生无明显的季节差异，一般预后良好。少数长期不愈者可影响儿童的生长发育，也可成为其他疾病的发生基础。

【病例验证】

　　疾病信息：黄某，女，5岁半。患儿家长诉孩子食欲缺乏近一年，强行喂则吐，只愿喝牛奶，大便时好时坏，烦躁不安，平时易感冒。经检查，患儿面色黄、消瘦、腹胀，舌红苔白，指纹沉。诊断为厌食症。

　　具体拔法：取肝俞穴、脾俞穴、胃俞穴、足三里穴，先用毫针快速刺入皮下，轻捻缓进，待患儿感到局部酸、沉、胀，施术者感到针下沉紧时，留针拔罐，10分钟起罐，再行留针10分钟。3次后饮食稍有好转，再巩固治疗3次，患儿食量增加，大便调畅。

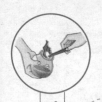

方法1：健运脾胃，吸拔神阙、天枢等穴

选穴：神阙、天枢、中脘、足三里。

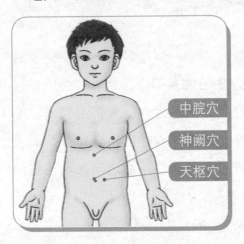

中脘穴
神阙穴
天枢穴

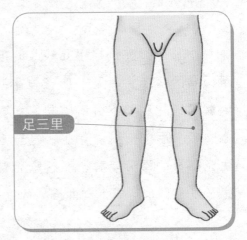

足三里

操作：闪火法。用闪火法将大小合适的罐体吸附于上述穴位，留罐10～15分钟，每日或隔日1次。

方法2：消食导滞，吸拔脾俞、胃俞等穴

选穴：脾俞、胃俞、肝俞、足三里、四缝、三焦俞。

操作：刺络罐法。将上述穴位进行常规消毒，用三棱针点刺每穴3～5下，再用闪火法拔罐。在负压作用下，拔出少许血液，一般每穴出血8～10滴为宜。起罐后擦净皮肤上的血迹，每日1次。同时可点刺四缝穴，挤

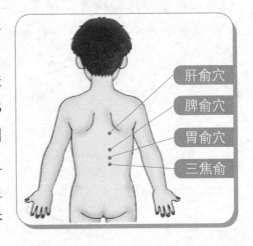

肝俞穴
脾俞穴
胃俞穴
三焦俞

出少量黄白黏液。

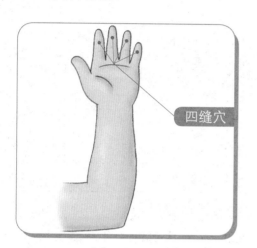

四缝穴

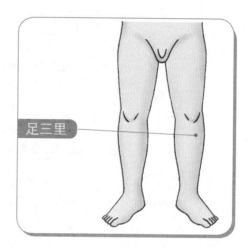

足三里

小贴士

　　家长不要强迫其进食，给小儿建立良好的生活习惯，同时在小儿进餐时不要对其进行说教，让小儿保持愉快的情绪，以免影响小儿食欲。

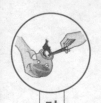

小儿遗尿

小儿遗尿俗称尿床，是指3岁以上的小儿睡中小便自遗，醒后方觉的一种疾病。3岁以内的婴幼儿，由于经脉未盛，气血未充，脏腑未坚，智力未全，尚未养成正常的排尿习惯而遗尿，不属病态。现代医学认为，遗尿症是由各种原因引起的大脑皮质功能紊乱而造成膀胱排尿功能失调。中医学认为，该病大多由于肺、脾、肾和膀胱功能失调所致。肾为先天之本，因先天肾气不足，膀胱虚冷不能制约水道；久病可引起肺脾气虚，不能通调水道，膀胱失约而出现睡眠中随意排尿。根据小儿遗尿症的病因，可分为肾气不足型、脾胃气虚型、下部湿热型。

【病例验证】

疾病信息：夏某，女，9岁。患儿家属称，孩子智力发育正常，但从小到大夜夜尿床，从未间断。经检查，患儿面色白，体瘦，舌苔薄白，诊为肺脾亏虚。

具体拔法：取膀胱俞穴、气海穴、关元穴、三阴交穴，采用单纯拔罐法，留罐5～10分钟。之后在气海穴、关元穴用艾条温和灸15～20分钟，以局部皮肤红晕为度。每日1次，10次为1个疗程。1个疗程后患儿症状有所改善，继续巩固治疗2个疗程，病情基本控制。半年后随访未复发。

方法1：脾胃气虚，吸拔脾俞等穴调气补虚

选穴：脾俞、膀胱俞。

操作：闪火法。将大小合适的罐体吸附于上述穴位，留罐5～10分钟，每日1次。

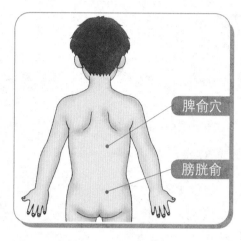

脾俞穴

膀胱俞

方法2：下部湿热，吸拔气海等穴清热利湿

选穴：气海、阴陵泉、三阴交、行间。

操作：单纯拔罐法。将大小合适的罐体吸附于上述穴位，拔罐后留罐5～10分钟，每日1次，10次为1个疗程。

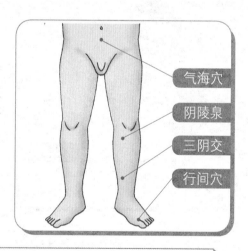

气海穴

阴陵泉

三阴交

行间穴

小贴士

婴幼儿期纸尿裤不宜用太长时间，及早帮助小儿建立条件反射，自控排尿，培养良好习惯。拔罐治疗期间应培养患儿按时排尿的习惯，夜间定时叫醒患儿起床排尿。

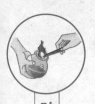

方法3：肾气不足，吸拔肾俞等穴培元固本

拔疗（1）

选穴：肾俞、膀胱俞。

操作：闪火法。用闪火法将大小合适的罐体吸附于上述穴位，留罐5～10分钟，每日1次。

拔疗（2）

选穴：膀胱俞、气海、关元、三阴交。

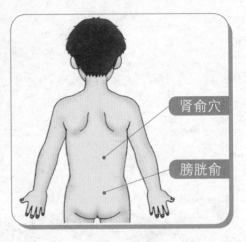

肾俞穴

膀胱俞

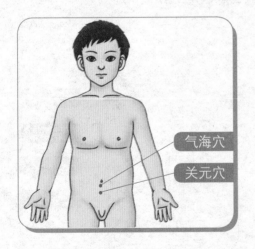

气海穴

关元穴

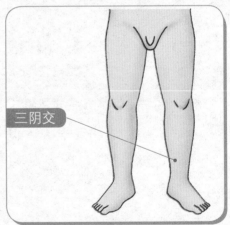

三阴交

操作：单纯拔罐法。将罐体吸附于上述穴位，留罐5～10分钟。之后在气海穴、关元穴用艾条温和灸15～20分钟，以局部皮肤红晕为度。每日1次，10次为1个疗程。

百日咳

百日咳是由百日咳杆菌所致的急性呼吸道传染病，病程可达3个月之久，因此有"百日咳"之称。多出现在冬春季节，5岁以下儿童易患病。百日咳潜伏期一般为7～10日。发病初期症状似感冒，咳嗽、打喷嚏、流鼻涕、轻微发烧，3～4日后上述症状逐渐减轻，唯有咳嗽逐渐加重，尤以夜间剧烈，进入痉咳期。痉咳期可长达2个月以上。其咳嗽的特点是阵发性痉挛性，常咳至涕泪交流，面红耳赤，静脉怒张，身体缩成一团为止。痉咳好转后进入恢复期，病症逐渐痊愈。中医学认为，本病的发生主要是由于素体不足，内隐伏痰，风邪从口鼻而入侵袭于肺。

【病例验证】

疾病信息：孟某，男，6岁。患儿家属述患儿痉咳20余天，加重14天。咳嗽日轻夜重，为阵发性痉咳，一昼夜咳10～20次，每次咳嗽十几声甚至数十声，咳时弯腰曲背，双拳紧握，涕泪交流，面色青紫，吐出痰涎或食物后咳止，不久又发作，曾口服西药及打点滴等都无效。经检查，患儿两眼轻度水肿，右眼结膜下有一直径为3毫米的出血斑，双肺、心脏、腹部及神经系统检查均未见异常，X线胸片显示正常。诊断为百日咳。

具体拔法：停用一切药物，取大椎穴、脾俞穴、肺俞穴、足三里穴，用三棱针点刺2～3下后，再用闪火法将罐吸拔于点刺部位。治疗1次后，患儿自觉症状明显减轻，体温正常。第2天痉咳消失，偶有轻声咳嗽。第3天咳止，一切如常。随访1个月未复发。

方法1：发病初期，吸拔大椎等穴止咳

选穴：大椎、肺俞、身柱。

操作：闪火法。将大小合适的罐体吸附于上述穴位，留罐5～10分钟，每日1次。

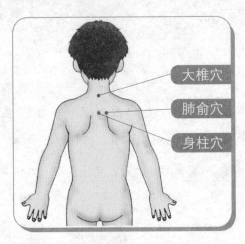

大椎穴

肺俞穴

身柱穴

 方法2：痉咳期，针罐法吸拔大椎穴调治

选穴：大椎。

操作：针罐法。对大椎穴消毒后，用三棱针点刺2～3下，然后用火罐吸拔于放血处并留罐一段时间，使之出血，起罐后用酒精棉按压擦净。

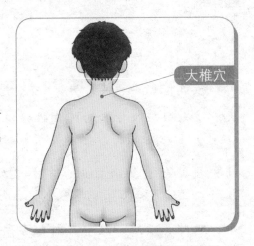

大椎穴

小贴士

百日咳病程较长，痉咳期病势又较重，积极治疗可使病程缩短，病势减轻。本病治疗用药以疏散湿邪、清热化痰、降气止咳为主。在食疗选方中，大蒜虽为温热之品，但对百日咳杆菌具有很好的抑制作用。

方法3：恢复期，背部走罐病痊愈

选穴：背部足太阳膀胱经的大杼至胃俞。

操作：走罐法。在小儿的背部涂抹润滑剂，沿背部足太阳膀胱经的大杼穴至胃俞穴自上而下走罐，以皮肤潮红为度。

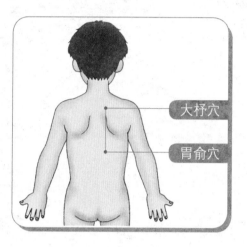

大杼穴

胃俞穴

第十章

五官科病怎么拔

一张五官端正的脸往往给人以美的享受，五官端正不仅要有光彩的「面子」，还要有健康的里子。假如让近视、鼻炎、慢性咽炎、耳鸣、牙痛等五官科疾病侵袭，那么，那张绚烂光彩的脸将会黯然失色。拔罐治疗五官科疾病，不仅让你面子上有光，同时还能让你收获一个健康的「里子」，真可谓一举两得。

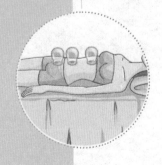

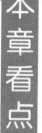

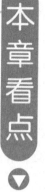

本章看点 ▼

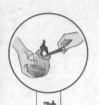

近　视

近视是指眼睛看不清远处物体却能看清近处物体的症状，常见于青少年。主要表现为眼外观良好，近看清晰，远看模糊，喜眯眼看事物，还伴有眼胀、头痛、视力疲劳等症状。中医称近视为"能近怯远症"，其病因病机或为肝肾精血不足，目失濡养，或劳伤心脾，气血亏虚，目失荣养，发为本病。在身体相关部位拔罐可健脾生血，补肝益肾，滋阴明目，从而改善症状，收到良好效果。

【病例验证】

疾病信息：万某，男，17岁。患者自述自己近视已3年了，由于读书、写字、用电脑时间过长，这几天症状加重，还伴有头晕、记忆力减退。经检查，患者左眼为0.5，右眼为0.6。舌质淡红，苔薄白，脉数，诊为肝肾气虚。

具体拔法：取四白穴、太阳穴、合谷穴拔罐，每日1次，7次为1个疗程。1个疗程后，近视明显改善，左眼上升为1.0，右眼上升为1.1，头痛消失，记忆力也显著增强，又治疗了1个疗程，巩固疗效。

 方法1：肝肾不足型，吸拔承泣等穴看得清

选穴：承泣、翳明、风池、肝俞、肾俞、合谷、足三里、光明、三阴交。

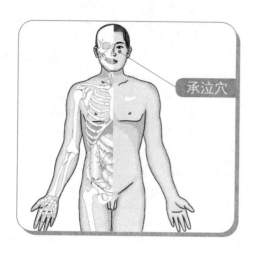

承泣穴

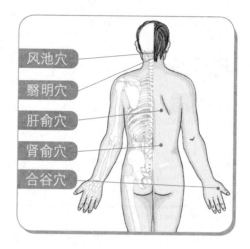

风池穴
翳明穴
肝俞穴
肾俞穴
合谷穴

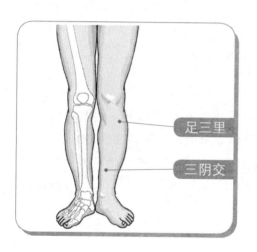

足三里
三阴交

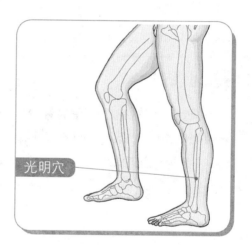

光明穴

操作：单纯火罐法。将大小合适的罐体吸拔于上述穴位，留罐10～15分钟，每日1次。

 方法2：脾气虚弱型，吸拔风池等穴补虚明目

选穴：风池、脾俞、胃俞、足三里、光明。

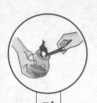
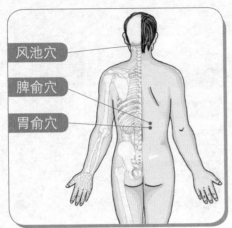

风池穴
脾俞穴
胃俞穴

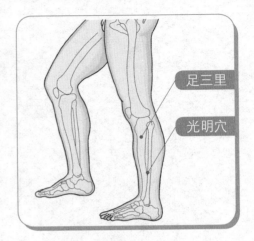

足三里
光明穴

操作：闪火法。将大小合适的罐体吸拔于上述穴位，留罐10～15分钟，每日1次。

小贴士

拔罐治疗对病程较短的青少年单纯假性近视效果较好。同时要培养良好的用眼习惯，近距离阅读、写作、操作电脑等时应每隔30～60分钟休息5～10分钟，并观看远处景物，保持睡眠充足，定期接受视力检查。

慢性鼻炎

慢性鼻炎是指鼻腔黏膜及黏膜下层的慢性炎症。若发展为鼻黏膜和鼻甲骨的增生肥厚，则称为慢性肥厚性鼻炎。慢性鼻炎主要是因急性鼻炎反复发作或失治而造成。此外，慢性扁桃体炎、鼻中隔偏曲、鼻窦炎及邻近组织病灶的反复感染，有害气体、粉尘、花粉等长期刺激，皆可引发本病。主要症状有：突发型鼻痒、连续喷嚏、鼻塞流涕、分泌物增多、嗅觉减退、咽喉干燥，伴有头痛、头晕等。中医学认为，本病是因为肺气不利，外感寒热之邪，而致鼻窍拥塞，一般分为风邪犯肺型和胆经热盛型。梅花针和拔罐治疗顽固性鼻炎有奇效。

【病例验证】

疾病信息：唐某，女，31岁。患者自述患鼻炎4年，遇冷刺激症状会加重。经常头晕、头痛，易感冒鼻塞，曾多方治疗效果不好，被诊为慢性肥厚性鼻炎。经检查，患者舌质淡红，苔薄白，脉细弱，诊为肺脾虚弱。

具体拔法：取肺俞穴、中脘穴、膈俞穴、足三里穴，拔罐10分钟，并配合梅花针叩刺印堂穴、迎香穴、鼻通穴，每日1次，3次后鼻塞稍缓解，头晕、头痛症状减轻，10次后症状消失。继续巩固治疗10次，半年后随访未复发。

方法1：风邪犯肺，吸拔风池等穴驱邪止痒

选穴：印堂、风池、风门、曲池、合谷。

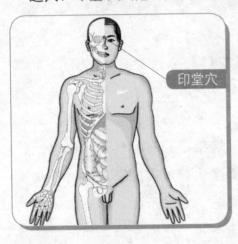

印堂穴

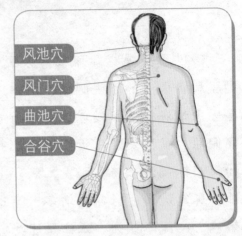

风池穴

风门穴

曲池穴

合谷穴

操作：艾灸闪罐法。先用艾条对上述穴位温和灸15分钟，以皮肤感觉温热、舒适为度，之后对除印堂穴外的其余穴位闪罐20～30次，每日1次，5次为1个疗程。

 方法2：胆经热盛，吸拔上星等穴清热除燥

选穴：上星、迎香、风池、胆俞、曲池、侠溪。

操作：刺络拔罐法。用梅花针对上述各穴轻叩刺，以皮肤发红或微出血为度，之后在风池穴、胆俞穴、曲池穴上拔罐，留罐5分钟，每日1次，2次为1个疗程。

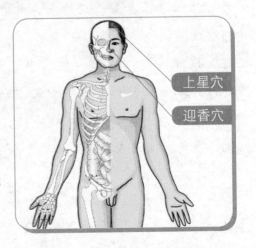

上星穴

迎香穴

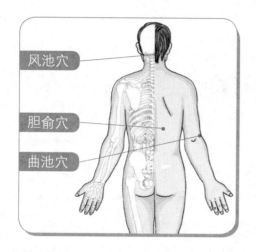

风池穴
胆俞穴
曲池穴

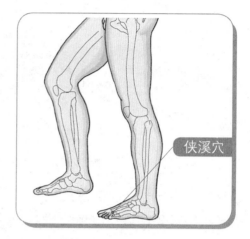

侠溪穴

小贴士

　　拔罐对缓解鼻炎的症状效果较好。日常生活起居要有规律，避免风寒湿热的侵袭，常做头面部的保健按摩。同时避免接触灰尘及化学气体特别是有害气体。

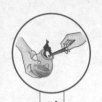
鼻出血

鼻出血多见一侧发生，少的仅在鼻涕中带有血丝，多的则从一侧鼻孔流出鲜血，甚至从口中和另一侧鼻孔同时流出鲜血。鼻出血可由外伤引起，也可由鼻病引起；有些全身疾病也是诱因，如高热、高血压等；妇女内分泌失调，在经期易鼻出血，称为"倒经"，与内分泌失调有关；天气干燥、气温高也可引起鼻出血。本病属中医的"鼻衄"范畴，多因肺有伏热，复感风热；或阴虚火旺，气逆于肝，导致热灼肺络，血随鼻出；或多食辛辣、肥甘、厚腻之品所致。一般分为肺热型和胃热型。

【病例验证】

疾病信息：康某，男，26岁。患者自述鼻流血不止，出血量多，血色深红，经自行压迫止血无效，平素嗜食辛辣刺激食物，同时伴有大便秘结、口干口苦。

具体拔法：取上星穴、巨髎穴、二间穴、天枢穴、内庭穴，先按揉上星穴、二间穴、内庭穴，后用三棱针快速点刺，各穴均挤出5～10滴血，用棉球按压止血。巨髎穴用闪罐法，闪罐20～30次，直到局部皮肤红晕为止。天枢穴采用单纯拔罐法，留罐10分钟。每日1次，3次为1个疗程。经治疗当天出血停止，治疗1个疗程，观察3个月未复发。

方法1：肺热鼻出血，点刺闪罐法清热止血

选穴：尺泽、孔最、大椎、合谷、少商。

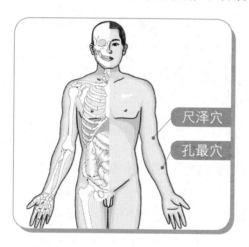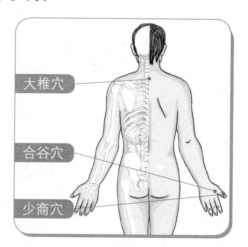

操作：刺络与闪罐法相结合。先将尺泽穴、少商穴用三棱针点刺出血，出血量以2～3毫升为宜。余穴采用闪罐法，每穴闪罐20～30次，每日1次，2次为1个疗程。

方法2：胃热鼻出血，吸拔曲池等穴清热止血

选穴：曲池、支沟、合谷、内庭、厉兑。

操作：点刺法与闪罐法相结合。先将内庭穴、厉兑穴用三棱针点刺出血即可。曲池穴用梅花针轻叩刺，以皮肤微出血为度，之后给予闪罐，每穴闪罐20～30次，每日1次，2次为1个疗程。

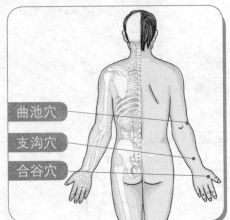

曲池穴

支沟穴

合谷穴

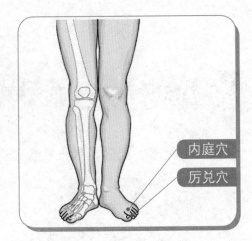

内庭穴

厉兑穴

小贴士

　　拔罐治疗鼻出血有一定的疗效。当鼻出血时，患者不要紧张，保持镇静，仰卧或仰坐，用冷敷法冷敷鼻梁和前额，可立即止血。同时要积极查治可能会引发鼻出血的其他疾病。

牙 痛

牙痛是口腔科最常见的病症之一。牙齿、牙龈、牙周疾病都可以引起牙痛。在神经系统疾病中，三叉神经痛常以牙痛为主要症状。牙痛的临床表现为牙齿疼痛、咀嚼困难，遇到冷、热、酸、甜等刺激时尤为明显。中医学认为，本病一般是因风火、胃火、肾阴不足所致。由于手阳明经、足阳明经循行于上下齿，因此肠胃火盛，或过食辛辣，或风热邪毒外犯引动胃火循经上蒸牙床，伤及龈肉，损伤络脉为病者属实证。肾主骨，齿为骨之余，如果体虚和先天不足，或年老体弱，肾元亏虚，肾阴不足，虚火上炎，灼烁牙龈，骨髓空虚，牙失荣养，致牙齿松动而痛者为虚证。

【病例验证】

疾病信息：张某，男，49岁。患者自诉牙痛4天，曾服用止痛片及消炎药无效。经检查，患者齿龈红肿，不能进食，伴口臭，舌红苔黄，脉数，无龋齿，但自觉牙痛难忍，呻吟不止。诊为胃火牙痛（实证）。

具体拔法：取胃俞穴、大椎穴、合谷穴、内庭穴、行间穴、颊车穴、下关穴，先用三棱针点刺各穴2~3下至出血，胃俞穴、大椎穴、颊车穴、下关穴吸拔10~15分钟，至皮肤出现紫红色瘀血、穴位不再出血为度，隔日1次，1次后，觉牙痛减轻，3次牙肿痛已除，继续巩固治疗3次，半年后随访未复发。

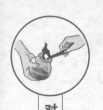

 方法1：风火牙痛，吸拔颊车等穴止牙痛

选穴：颊车、合谷、曲池。

操作：闪罐法与点刺相结合。选取小号罐，将罐拔到颊车穴后迅速取下，再拔，再取下，如此反复多次，直到皮肤潮红，甚至充血为止。然后对合谷穴、曲池穴进行常规消毒，之后用三棱针在各穴点刺2～3下，再选用大小适宜的火罐，将其吸附于点刺部位，留罐10～15分钟。

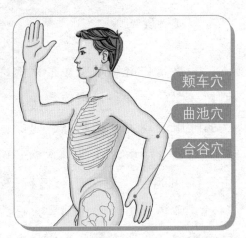

颊车穴

曲池穴

合谷穴

 方法2：胃火牙痛，沿膀胱经走罐止牙痛

选穴：大杼至胃俞。

操作：走罐法。在要走罐的皮肤上涂上润滑剂，将罐吸附于大杼穴后，握住罐底，将罐稍稍倾斜，慢慢向下推动至胃俞穴，如此上下来回推动数十次，至皮肤潮红充血，甚至瘀血为止。

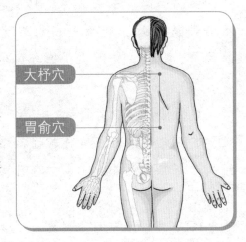

大杼穴

胃俞穴

方法3：肾虚牙痛，吸拔下关等穴

选穴：下关、翳风、合谷、太溪、颧髎、颊车。

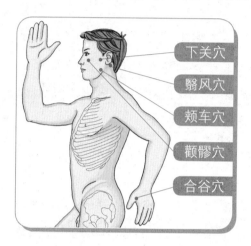

下关穴

翳风穴

颊车穴

颧髎穴

合谷穴

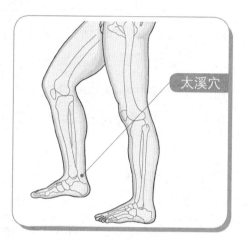

太溪穴

操作：针罐法。先用毫针刺下关穴、翳风穴、合谷穴、太溪穴、颧髎穴、颊车穴，用平补平泻法，留针10～20分钟，起针后再拔罐10～15分钟。太溪穴点刺出血，不拔罐，每日1次。

小贴士

平时要注意口腔卫生，养成早晚刷牙、饭后漱口的好习惯。发现蛀牙，及时治疗，对于龋齿感染、牙髓炎等应针对病因，及时到医院治疗。

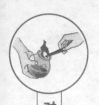

耳　鸣

　　耳鸣是听觉功能紊乱而产生的一种临床症状，患者自觉耳内有声，鸣响不断，时发时止，或如蝉鸣，或如水涨潮声等，有碍正常听力。中医学认为，本病有虚实之分，实者多因暴怒伤肝，肝胆之火上逆，以致耳中暴鸣如同钟鼓之声；虚者多因肾阴不足，虚火上扰，以致耳鸣如蝉，并常伴有头晕、目眩、腰痛等症状。

【病例验证】

　　疾病信息：许某，女，62岁。患者自述平时性格暴躁，与老伴吵架后突发耳鸣5天，同时还伴有胁肋部胀闷疼痛，头痛，口苦口干，面红目赤。

　　具体拔法：取曲池穴、行间穴、下关穴、中渚穴、外关穴，先用梅花针对各穴进行轻叩刺，以皮肤发红或微出血为度，之后给予闪罐，每穴闪罐20～30次，每日1次，5日为1个疗程。1个疗程后，听力有所恢复，继续巩固治疗2个疗程，症状全无。

 方法1：实证耳鸣，吸拔曲池、支沟等穴

　　选穴：曲池、支沟、外关、行间、太冲。

　　操作：刺络闪罐法。用梅花针对上述各穴进行轻叩刺，以皮肤微出血为度，之后给予闪罐，每穴闪罐20～30次，每日1次，5次为1个疗程。

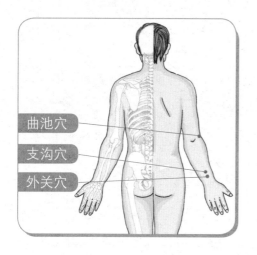

曲池穴
支沟穴
外关穴

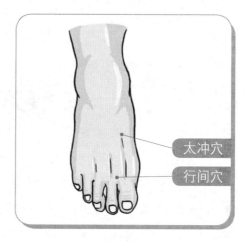

太冲穴
行间穴

 方法2：虚证耳鸣，吸拔外关、太冲等穴

选穴：听宫、听会、翳风、肾俞、命门、中渚、足三里、太冲。

操作：单纯火罐法。用单纯火罐法吸拔上述穴位，留罐10分钟，隔日1次。

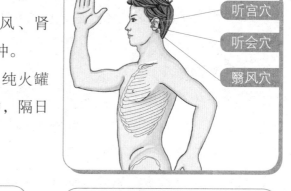

听宫穴
听会穴
翳风穴

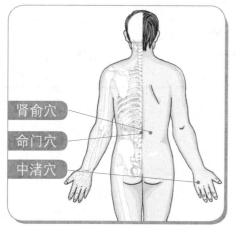

肾俞穴
命门穴
中渚穴

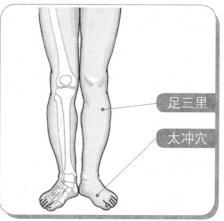

足三里
太冲穴

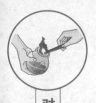

慢性咽炎

慢性咽炎为咽部黏膜、黏膜下及淋巴组织的弥漫性炎症，常为上呼吸道炎症的一部分。慢性咽炎患者咽部可有各种不适感觉，如灼热、干燥、微痛、发痒、异物感、痰黏感，习惯以咳嗽清除分泌物，常在晨起用力清除分泌物时，有作呕不适感，通过咳嗽清除出稠厚的分泌物后症状缓解。上述症状因人而异，轻重不一。本病属中医的"喉痹"范畴，或为肺肾阴虚、虚火上炎、灼伤津液、咽失濡养所致；或为风热毒邪上扰肺系所致。一般分为肺胃有热型、肺肾亏虚型。拔罐刺血疗法可以泻热，滋阴降火，清利咽喉。

【病例验证】

疾病信息：文某，男，30岁。患者自述自己因感冒咽喉疼痛，咽红口干，连喝水吞咽时都喉咙疼痛，此前曾多次急性发作，经抗生素治疗，暂可缓解，但常反复发作，非常痛苦。夜晚手足心热，睡觉不实，大便干，小便黄，腰部也酸胀。经检查，患者双扁桃体红肿，且有白色点，舌苔薄黄，脉浮数。

具体拔法：取大椎穴、肺俞穴拔火罐，再点刺少商穴并挤出几滴血，每日1次，治疗3次后咽痛好转，又巩固治疗2次，症状全部消失。

方法1：肺胃有热型，刺络拔罐法滋阴降火

拔疗（1）

选穴：天突、曲池、少商、丰隆、内庭。

操作：刺络拔罐法。用梅花针对上述各穴进行轻叩刺，以皮肤发红或微出血为度，之后在天突穴、曲池穴、丰隆穴上拔罐，留罐5分钟，每日1次，10次为1个疗程。

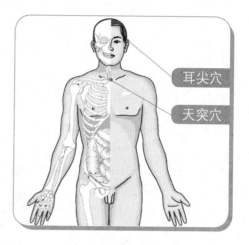

耳尖穴

天突穴

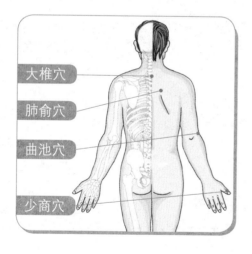

大椎穴

肺俞穴

曲池穴

少商穴

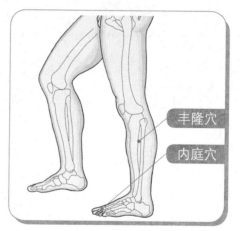

丰隆穴

内庭穴

拔疗（2）

选穴：大椎、天突、肺俞、耳尖、少商。

操作：刺络拔罐法。先对上述穴位进行常规消毒，然后用三棱针在上述穴位上各点刺3下，至出血1～2毫升为度，再在大椎穴、天突穴、肺俞穴上拔罐，留罐10～15分钟。隔日1次，6次为1个疗程。

方法2：肺肾亏虚型，吸拔天突等穴补虚利咽

选穴：天突、鱼际、太溪、照海。

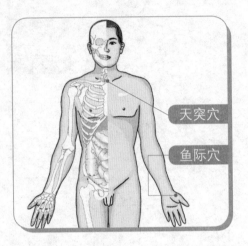 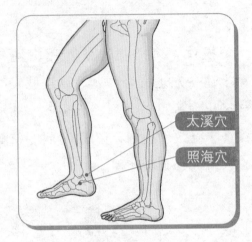

操作：单纯闪罐法。在上述各穴闪罐，每穴闪罐20～30次，每日1次，5次为1个疗程。

 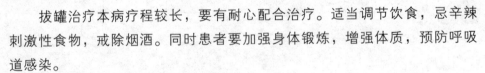

小贴士

拔罐治疗本病疗程较长，要有耐心配合治疗。适当调节饮食，忌辛辣刺激性食物，戒除烟酒。同时患者要加强身体锻炼，增强体质，预防呼吸道感染。

扁桃体炎

扁桃体炎为腭扁桃体的非特异性炎症，症状为扁桃体一侧或两侧红肿发炎、疼痛、咽喉梗阻、吞咽不适，甚至化脓。急性多伴有发热、头痛、咳嗽，慢性多反复发作，缠绵不愈。本病属中医"乳蛾""喉蛾"范畴，中医学认为，外感风热毒邪是本病发生的主要原因。本病急性者多为风火热毒之证，慢性者多属阴亏燥热之候。治疗当以清火、滋阴、润燥为基本法则。一般分为肺胃有热型和肺肾亏虚型。

【病例验证】

疾病信息：龚某，女，31岁。患者自述咽喉疼痛，吞咽困难3天，同时伴发热头痛，神疲乏力。经检查，体温38.5℃，双侧扁桃体肿大，双颌下淋巴结肿大压痛，诊断为急性扁桃体炎。

具体拔法：取大椎穴、曲池穴、肺俞穴、胃俞穴、少商穴，用梅花针对上述各穴进行轻叩刺，以皮肤发红或微出血为度，之后在除少商穴以外的其他各穴上拔罐，留罐5分钟，每日1次，3次为1个疗程。治疗1个疗程后诸症消除，仅存不适感，继续巩固治疗1个疗程，咽部不适消除，复查咽部未见异常，随访半年未复发。

 方法1：肺胃有热，吸拔肺俞、少商等穴

选穴：大椎、肺俞、曲池、少商、足三里。

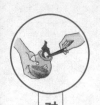

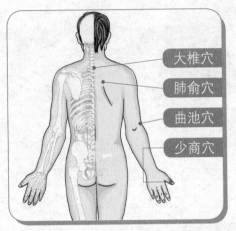

大椎穴
肺俞穴
曲池穴
少商穴

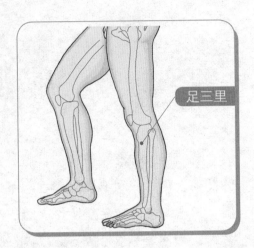

足三里

操作：刺络拔罐法。用梅花针对上述各穴进行轻叩刺，以皮肤发红或微出血为度，之后在各穴上拔罐(少商穴除外)，留罐5分钟，每日1次，3次为1个疗程。

方法2：肺肾亏虚，吸拔天突、太溪等穴

选穴：肺俞、肾俞、天突、太溪、照海。

操作：拔罐艾灸结合法。先对肺俞穴、肾俞穴、天突穴采用单纯拔罐法，留罐10分钟。然后对太溪穴、照海穴采用艾条温和灸15～20分钟，以局部红晕、有温热感为度。每日1次，5次为1个疗程。

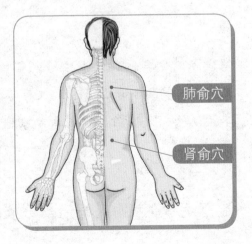

肺俞穴
肾俞穴

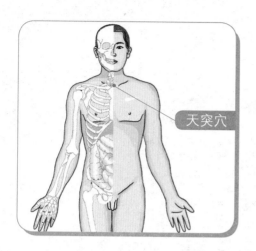

天突穴

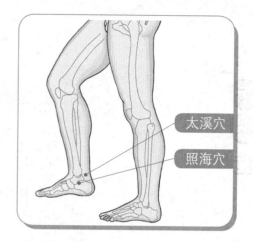

太溪穴

照海穴

小贴士

　　拔罐治疗扁桃体炎有较好的疗效。治疗期间要充分休息，防止感冒；食物宜清淡，忌辛辣，戒烟酒；保持大、小便通畅。同时要加强锻炼，减少扁桃体发炎的概率。

第十一章

皮肤科病怎么拔

各种皮肤病不仅影响人的外在美，还会影响心情，使人痛苦不堪。尤其是在极注重外在形象的现代社会，皮肤病反复发作往往令许多人烦恼倍增。自然，药物的治疗是一种选择，而一法多治的拔罐则是你对症治疗的另一种方式，拔罐治疗皮肤病，面子好看和里子健康的问题都能很好解决。

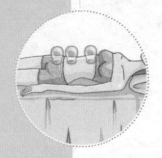

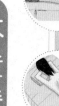

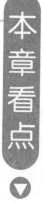

本章看点 ▼

- 痤　疮
- 湿　疹
- 荨麻疹

痤疮

痤疮俗称"粉刺"，是一种累及毛囊皮脂腺的慢性炎症疾病。本病好发于面、胸、背等部位，多发生于青春期男女，青春期过后多可自然痊愈或减轻。因青春期性腺成熟，睾酮分泌增加，皮脂腺代谢旺盛，排泄增多，过多的皮脂堵塞毛囊口，经细菌感染而引发炎症所致。本病也可因过食脂肪、糖类、消化不良等因素而引发。本病属中医的"面疱""酒刺"范畴，多因肺经风热，或脾胃积热，血热郁滞肌肤所致。一般分为肺经风热、脾肠积热、瘀血阻滞型。

【病例验证】

疾病信息：方某，女，26岁。患者自述面部红疹发痒已半年多，此消彼起，持续不断，搔破后灼热疼痛。经检查，患者面部皮疹暗红，大者如黄豆，小者如米粒，有的皮疹可见有白色脓点。舌苔黄燥，脉滑实，诊为痤疮。

具体拔法：取大椎穴、肺俞穴、肝俞穴、心俞穴，每穴先用针刺破，再拔罐，隔日1次，3次后皮疹消退好转，10次后痤疮消失，随访1年未复发。

方法1：肺经风热型，吸拔大椎等穴清热去邪

拔疗（1）

选穴：大椎。

操作：刺络拔罐法。用酒精对局部皮肤消毒后，用三棱针迅速点刺大椎穴，然后用火罐吸拔于大椎穴处，留罐10～15分钟，起罐后用干棉球擦净患部血迹，每日1次。

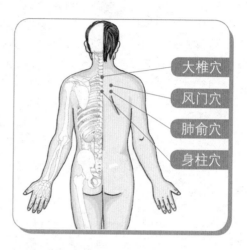

大椎穴
风门穴
肺俞穴
身柱穴

拔疗（2）

选穴：肺俞、身柱、风门。

操作：单纯拔罐法。在上述穴位上拔罐，留罐10～15分钟。

方法2：脾胃积热型，吸拔灵台等穴燥湿清热

拔疗（1）

选穴：灵台、委中、大椎、三阴交、足三里、大肠俞。

操作：刺络罐法。先用常规方法对上述穴位消毒，然后用三棱针点刺以上各穴，以微出血为度，接着在点刺的穴位上用闪火法拔罐，留罐10～15分钟。

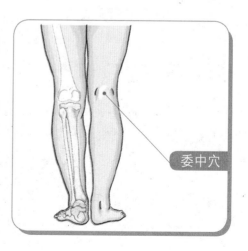

委中穴

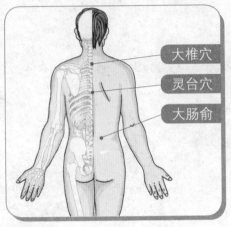

大椎穴

灵台穴

大肠俞

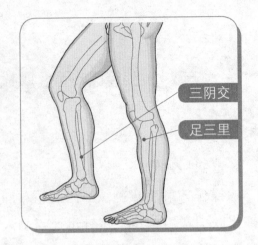

三阴交

足三里

拔疗（2）

选穴：大肠俞、天枢、曲池、合谷、内庭。

操作：刺络拔罐法。先对曲池穴、内庭穴用梅花针轻叩刺，以皮肤微出血为度，之后在曲池穴上拔罐，以有较多血点冒出为度。余穴用单纯拔罐法，留罐10分钟，每日1次，3次为1个疗程。

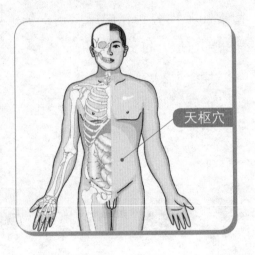

天枢穴

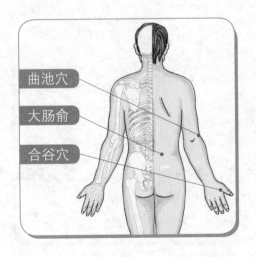

曲池穴

大肠俞

合谷穴

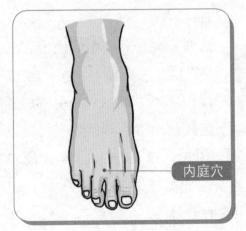

内庭穴

方法3：瘀血阻滞型，吸拔膈俞等穴祛除淤积

选穴：膈俞、合谷、血海、委中、太冲。

操作：刺络拔罐法。对膈俞穴、委中穴、太冲穴用梅花针轻叩刺，以皮肤微出血为度，之后在膈俞穴、委中穴上拔罐，以有较多血点冒出为度。余穴用单纯拔罐法，留罐10分钟，每日1次，3次为1个疗程。

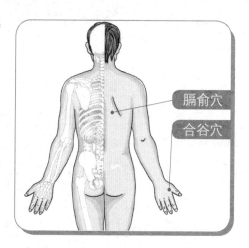

膈俞穴

合谷穴

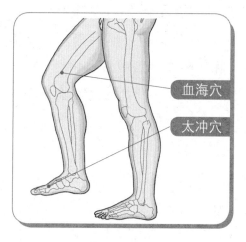

血海穴

太冲穴

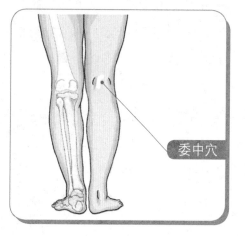

委中穴

 小贴士

本病治疗期间避免过食脂肪、糖类食品，忌食辛辣刺激性食物，戒除烟酒，多食新鲜蔬菜及水果，保持大便通畅。避免用手常触摸或挤压已长出的粉刺，本病以脂溢性为多，治疗期间禁用化妆品及外擦膏剂，宜用温水硫黄肥皂洗面，以减少油脂附着面部而堵塞毛孔。

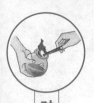
湿　疹

湿疹是一种常见的过敏性、炎症性皮肤病。一年四季均可发生，可发于任何年龄。患者本身是过敏体质，又因接触过敏源而引发，如海鲜、化学粉尘、药物、花粉、丝毛织物等。此外，强烈日晒、风寒、潮湿等也会引发。症状表现为皮损呈多形性，红斑、丘疹、水泡、糜烂、渗出、结痂等，呈对称性分布，好发于面部、肘弯、腘窝、阴囊等处，严重时可泛发全身，剧烈瘙痒，反复发作，易演变成慢性。中医称本病为"湿疮"，是由禀赋不耐、风湿热邪客于肌肤、经络受阻所致；或湿热浸淫日久，迁延伤脾，脾虚失运，湿邪留恋，蕴于肌肤所致；或病久失治，耗伤阴血，血虚生风化燥，肌肤失于濡养所致。一般分为湿热（急性）、脾虚（亚急性）、血虚（慢性）3型。

【病例验证】

疾病信息：徐某，女，26岁。双肘窝处有红色小疹，前胸后背也有不同程度的疹片，疹块密集并隆起，形状不规则，皮肤潮红，自觉瘙痒异常。此前曾在医院检查化验，诊断为湿疹，口服西药并外用涂抹药，效果不明显。经检查，患者舌质红，舌苔薄黄，脉浮数。诊为风热郁内，脾湿胃热。

具体拔法：取曲池穴、血海穴、委中穴，局部点刺出血并拔罐。3次治疗后瘙痒明显减轻，基本痊愈，又巩固治疗2次，随访1年未复发。

方法1：湿热型，吸拔大椎等穴燥湿清热

拔疗（1）

选穴：①大椎、陶道、曲池、神门；②阴陵泉、郄门。

操作：闪火法。以上两组穴位，每次选用一组，两组交替使用。用闪火法将罐吸拔在一组穴位上，留罐10～15分钟，每日1次。

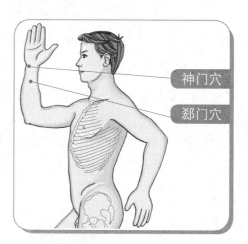

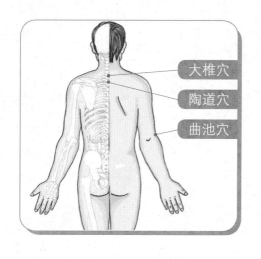

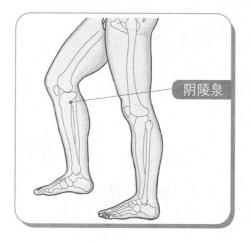

拔疗（2）

选穴：大椎、脾俞、曲池、血海、三阴交。

操作：刺络拔罐法。先对大椎穴、曲池穴用梅花针轻叩刺，以微出血为度，之后拔罐，以有较多血点冒出为度。余穴用单纯拔罐法，留罐10分钟，每日1次，3次为1个疗程。

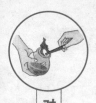
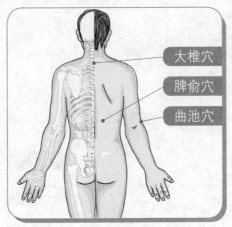

大椎穴
脾俞穴
曲池穴

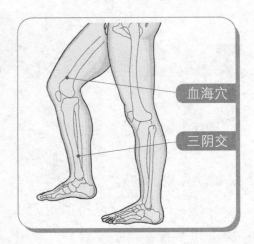

血海穴
三阴交

 方法2：脾虚型，灸罐法健脾胃口好起来

选穴：脾俞、胃俞、足三里、三阴交。

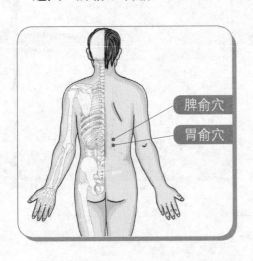

脾俞穴
胃俞穴

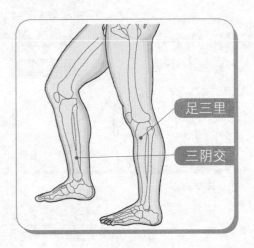

足三里
三阴交

操作：灸罐法。先用艾条温灸上述各穴15分钟，以皮肤有温热感及感觉舒适为宜，之后吸拔火罐，留罐10分钟，每日1次，10次为1个疗程。

方法3：血虚型，吸拔病灶局部补虚止痒

选穴：病灶局部。

操作：刺络拔罐。用酒精对患处消毒后，用三棱针点刺丘疹、水疱局部，然后用火罐吸拔于病灶处，留罐10～15分钟，以吸出少量血液和渗液为佳。起罐后用干棉球擦净患部血迹，每日1次。

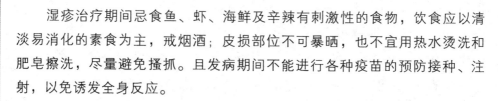

小贴士

湿疹治疗期间忌食鱼、虾、海鲜及辛辣有刺激性的食物，饮食应以清淡易消化的素食为主，戒烟酒；皮损部位不可暴晒，也不宜用热水烫洗和肥皂擦洗，尽量避免搔抓。且发病期间不能进行各种疫苗的预防接种、注射，以免诱发全身反应。

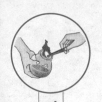

荨麻疹

荨麻疹是一种常见的过敏性皮肤病，俗称"风疹块"，常因某种食物、药物、生物制品、病灶感染、精神因素、肠寄生虫、外界冷热等刺激引起。主要表现为皮肤表面出现大小不等的局限性风团，伴有瘙痒和灼热感，累及胃肠道者可伴有恶心、呕吐、腹痛、腹泻，全身症状可有发热等。特点是骤然发生，迅速消退，愈后不留任何痕迹。根据病程长短可分急性和慢性两型，急性荨麻疹经数日至数周消退，原因较易追查，除去原因后，迅速消退。慢性荨麻疹反复发作，常经年累月不愈，病因不易追查。本病属中医的"隐疹"范畴，多因腠理空虚，风邪侵袭，邪毒遏于肌表，流窜经络而致；或过食膏粱使肠胃积热，腑气不下，瘀于肌肤而发。

【病例验证】

疾病信息：张某，女，51岁。患者自述是由于吃海鲜后引起全身疹块，身上异常瘙痒，搔后疹块突起，影响到睡眠，同时还伴有头痛、头晕。经检查，患者舌苔薄黄，脉弦数。疹块红，高出皮肤融成大小不等的片状风团块，四肢关节处都有，但以胸腹部最为严重，诊为荨麻疹。

具体拔法：取大椎穴、血海穴，先用三棱针点刺上述部位，之后拔罐10分钟。治疗1次后，皮肤瘙痒感减轻，又巩固治疗1次病痊愈，随访半年未复发。

方法1：风热型，吸拔神阙、大椎穴疏风清热

拔疗（1）

选穴：神阙。

操作：闪罐法。在神阙穴闪罐，连拔3次，直至皮肤潮红甚至充血为止。

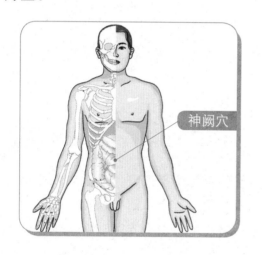

神阙穴

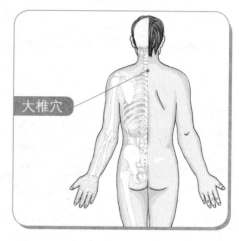

大椎穴

拔疗（2）

选穴：大椎。

操作：针罐法。将大椎穴皮肤进行常规消毒后，用三棱针点刺出血，然后用火罐吸拔于放血处并留罐10～15分钟，使之出血，起罐后用酒精棉按压擦净。每日或隔日1次，10次为1个疗程。

方法2：血虚型，吸拔风池等穴补虚止痒

选穴：风池、风门、大椎、血海、三阴交、曲池。

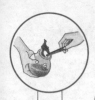

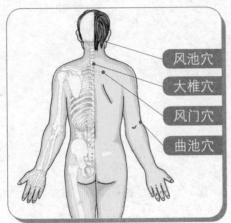

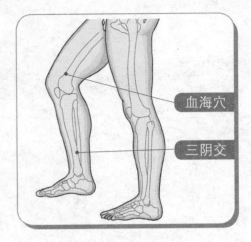

操作：闪火法。先对上述穴位进行常规消毒，然后用闪火法将罐具吸拔在上述各穴上，留罐10～15分钟，每日1次，7次为1个疗程。

小贴士

拔罐治疗荨麻疹的效果较好。对慢性荨麻疹反复发作者，应积极查找病因并治疗。治疗期间不吃辛辣刺激性食物，不饮酒，饮食宜清淡，注意禁食海鲜、蛋、奶等易引起过敏的食物。避免吸入花粉、灰尘，避免被虫蚊叮咬等。